住院医师规范化培训系列丛书

妇产科临床指导手册

丛书主编◎王　刚　王献民

本书主编◎高　岩　陈德新

副主编

李灵玲　谢艳华　蒋庆源　常　军

李胜梅　汤　彪

编　者

王　刚　聂小成　张　琴　何雪莲

王　扬　王　雪　李泽均　郭绒绒

张玉瑾　刘旭秀　温华惠　周　羽

王　璇　郭洪宇　万　虹　赵志刚

伍　玲　李　卉　韩　旭　夏　虎

袁　芳　吴文娟　任王静

项目策划：周　艳
责任编辑：张　澄
责任校对：谢　瑞
封面设计：胜翔设计
责任印制：王　炜

图书在版编目（CIP）数据

妇产科临床指导手册 / 高岩，陈德新主编. — 成都：
四川大学出版社，2021.8
　（住院医师规范化培训系列丛书 / 王刚，王献民主
编）
　ISBN 978-7-5690-4894-0

　Ⅰ. ①妇… Ⅱ. ①高… ②陈… Ⅲ. ①妇产科病—诊
疗 Ⅳ. ①R71

中国版本图书馆 CIP 数据核字（2021）第 163863 号

书　名	妇产科临床指导手册	
	FUCHANKE LINCHUANG ZHIDAO SHOUCE	
主　　编	高　岩　陈德新	
出　　版	四川大学出版社	
地　　址	成都市一环路南一段 24 号（610065）	
发　　行	四川大学出版社	
书　　号	ISBN 978-7-5690-4894-0	
印前制作	四川胜翔数码印务设计有限公司	
印　　刷	四川盛图彩色印刷有限公司	
成品尺寸	100mm×160mm	
插　　页	3	
印　　张	3.75	
字　　数	146 千字	
版　　次	2021 年 12 月第 1 版	
印　　次	2021 年 12 月第 1 次印刷	
定　　价	24.00 元	

四川大学出版社
微信公众号

丛书主编

王刚，四川井研人，男，医学博士，主任医师。

现任四川省妇幼保健院党委副书记、院长，妇产科带头人，一级专家。成都医学院硕士研究生导师。四川省卫生健康委学术技术带头人。

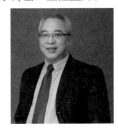

2000年毕业于华西医科大学，同年进入中山大学临床医学博士后流动站，2002年11月至2020年1月就职于佛山市第一人民医院，2020年1月调任四川省妇幼保健院。

从事妇产科临床、科研、教学20余年。擅长妇科肿瘤诊治和腔镜技术应用，在业界享有较高知名度和学术影响力。发表论文60余篇，主编和参编专著10余部，曾获各级科技进步奖多项。

兼任中国及亚太地区微创妇科肿瘤协会（CA-AMIGO）副主席、中国医师协会微无创医师及妇产科医师分会常务委员、中国优生科学协会肿瘤生殖学分会副主任委员、四川省医学会妇产科专委会副主任委员，《中国计划生育和妇产科》常务副主编、《中国实用妇科与产科杂志》《中国微创外科杂志》常务编委及多家杂志编委。

王献民，河南省内黄县人，男，儿科学博士，主任医师。

现任四川省妇幼保健院副院长。重庆医科大学兼职硕士生导师、成都医学院硕士生导师。四川省卫生计生委突出贡献中青年专家。成都市卫生计生系统学术技术带头人。四川省医疗事故鉴定专家、成都市儿科疾病质 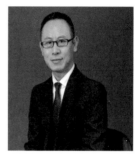 控专家，成都市妇幼健康区域指导中心儿科首席专家。

从事儿科临床、科研、教学工作20余年，擅长儿童心血管疾病诊治，尤其儿童先天性心脏病介入治疗，具有国家卫健委认定的先心病介入诊疗资质。主持或作为主研人参与包括省科技厅、省卫健委、成都市卫健委等十余项科研项目。在国内外专业期刊发表论文60余篇（SCI 7篇），参编中国专家共识2个，主编、副主编专著5部，发明专利2项。曾获四川省医学科技进步奖三等奖，成都市医学科技进步奖三等奖。

兼任中华医学会心电生理和起搏分会小儿心律学工作委员会委员、中国医师协会儿科分会心血管疾病专业委员会委员、国家儿童医学中心心血管专科联盟委员、四川妇幼保健协会儿科分会主任委员、四川省医师协会儿童重症医学副会长、四川省医学会儿童心血管专委会委员等职务。

本书主编

高岩，女，硕士，主任医师/教授。

现任四川省妇幼保健院母婴健康中心主任兼产科主任，二级专家，成都医学院硕士研究生导师。四川省卫生健康委学术技术带头人、四川省临床技能名师、"健康四川，大美医者"。

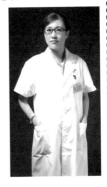

在妇产科临床一线工作 20 余年，具有丰富的临床经验，擅长产科危急重症的诊断及处理，主要研究方向为妊娠期糖尿病和双胎妊娠，先后主持和参加国家、省级各类课题 10 余项，发表科技论文 20 多篇，主编和参编专著 5 部。

兼任世界中联围产医学专业委员会第一届理事会常务理事、中国妇幼保健协会母胎医学分会委员、中国妇幼保健协会妊娠合并糖尿病专业委员会委员、中华预防医学会出生缺陷预防与控制专业委员会妊娠期疾病与出生缺陷防控学组成员、四川省医学会围产医学专业委员会副主任委员、四川省医学会急诊医学专业委员会妇幼急救专业学组组长、四川省预防医学会妇幼营养分会副主任委员及四川省和成都市的产科急救专家组组长等职务。

陈德新，男，本科，主任医师/教授。

现任四川省妇幼保健院妇女健康中心主任、妇科主任，二级专家，成都医学院硕士研究生导师。四川省卫生计生委学术技术带头人，"西部之光"访问学者，四川省首批"新时代健康卫士"获得者、四川省临床技能名师。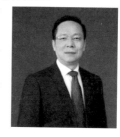

擅长妇科肿瘤、女性盆腔器官脱垂及尿失禁的微创手术治疗，内膜病变及月经失调的治疗。发表论文40余篇，其中 A 类专业核心期刊 20 余篇，获得国家实用新型专利 4 项。

兼任中国医师协会整合医学医师分会整合盆底医学专业委员会委员、四川省妇幼保健协会妇科分会主任委员、四川省预防医学会盆底疾病防治分会副主任委员、四川省老年医学会妇科副主任委员、中国妇幼保健协会妇科腹腔镜专委会委员、四川省医师协会妇产科专业委员、四川省医学会妇产科专业学会肿瘤学组委员、四川省抗癌协会委员、四川省预防医学会阴道镜和宫颈病理学分会常务委员、四川省医学会生殖学会委员、四川省医师协会微无创学组委员、四川省医学会外科尿控学组委员等职务。

目 录

第一篇　产科

第一章　普通产科操作常规

一、普通孕妇入院待产诊疗常规

（一）普通孕妇待产长期医嘱

- 产科护理常规
- 二级护理/一级护理（视病情决定）
- 普食/糖尿病饮食（糖尿病患者）
- 自数胎动
- 留陪一人
- 胎心监测 [孕 28 周前胎心监测，1 天 1 次（qd），孕 28 周及以后未临产者，每 4 小时 1 次（q4h）]
- 电子胎心监护，qd
- 测血压，qd

（二）普通孕妇待产临时医嘱

- 血常规
- 尿常规
- 凝血功能（血常规、尿常规及凝血结果若 7 天以内有，可不重复查）
- 血型（微柱凝胶法）

- 血型单抗
- 肝功
- 肾功
- 乙肝五项定量
- 输血三项（艾滋病、丙肝、梅毒，相关病毒简称 HIV/HCV/TP）
- 输血三项+表抗（快检）（未建卡者加上此项）
- 电解质全套
- 血脂（胆固醇、甘油三酯、高密度脂蛋白、低密度脂蛋白，简称 CHO/TG/HDL/LDL）
- 白带常规+细菌性阴道病（BV）（标本采样默认阴道分泌物）
- 心电图（若三月内有，可不重复查）
- 胎儿超声（常规检查）

注意：

1. 血常规、凝血入院后立即检查，因可能有急诊手术，不能等肝功能检查时一起抽血。

2. 入院当天应追踪检验结果，若病情危重，需与检验科沟通，加急出报告。

二、妊娠晚期促宫颈成熟与引产诊疗常规

（一）常见引产指征

1. 延期妊娠或过期妊娠：≥41 周。

2. 妊娠期糖尿病（GDM）：

（1）GDM A1 级：≥40 周。

（2）GDM A2 级、孕前糖尿病（PGDM）：≥39 周；血糖控制不满意或出现母儿并发症，应及时收入院观察，根据病情决定引产时机。

（3）糖尿病伴微血管病变或既往有不良产史者，需严密监护，引产时机应个体化。

3. 胎膜早破：≥2 小时（34～35 周后引产）。

4. 羊水过少：羊水指数（AFI）≤5cm，羊水深度（AFV）≤2.0cm（37～37^{+6} 周及以后诊断应尽快引产）。

5. 羊水过多：39～39^{+6} 周。

6. 可疑巨大儿：美国妇产科医师学会（ACOG）不推荐 39 周前引产。

7. 妊娠期肝内胆汁淤积症：

（1）轻度：38～39 周。

（2）重度：34～37 周。

8. 妊娠合并高血压及妊娠期高血压：

（1）妊娠合并慢性高血压（无需降压药）：无其他并发症，38～39 周。

（2）妊娠合并慢性高血压（药物控制良好）：无其他并发症，37～39 周。

（3）妊娠合并慢性高血压（血压控制困难）：34～37 周。

（4）妊娠期高血压（无严重高血压）：37 周（37 周后诊断应尽快引产）。

（5）妊娠期高血压（有严重高血压）：34 周（34 周后诊断应尽快引产）。

（6）子痫前期不伴有严重症状（包括妊娠合并慢性高血压并发子痫前期，无子痫前期的严重表现）：37 周（37 周后诊断应尽快引产）。

（7）重度子痫前期，母儿情况尚平稳（包括妊娠合并慢性高血压并发子痫前期，有子痫前期的严重表现）：34 周（34 周后诊断应尽快引产）。

（8）重度子痫前期，母儿情况不平稳，胎儿为有生机儿

（如 HELLP 综合征）：待母体病情平稳后立即引产。

（9）重度子痫前期，死胎及胎儿严重畸形：待母体病情平稳后立即引产，根据母胎情况及孕周个体化处理。

9. 胎儿生长受限（FGR）（单胎）：

（1）无其他并发症：≥37 周。

（2）脐动脉血流收缩期/舒张期（S/D）升高：37 周。

（3）合并羊水过少或母体并发症（子痫前期、慢性高血压等）：34～37^{+6} 周。

（4）脐动脉舒张期血流消失，无其他胎儿窘迫证据：≤34 周。

（5）脐动脉舒张期血流反向，无其他胎儿窘迫证据：≤32 周。

（6）28～31^{+6} 周，脐动脉舒张期血流消失或反向，伴静脉导管 a 波消失，促胎肺成熟后尽快引产。

10. 年龄 40 岁以上：40 周。

（二）医嘱

1. 长期医嘱同普通孕妇待产长期医嘱。

2. 临时医嘱同普通孕妇待产临时医嘱。

3. 另可能需加：

（1）球囊安置医嘱：拟宫颈球囊安置术；生理盐水（NS）250ml，外用，立即（st）。

（2）缩宫素激惹试验（OCT）医嘱：缩宫素 10U＋林格氏液 500ml，静脉滴注（ivgtt），3ml/h 开始，每 15～20 分钟根据宫缩情况调整浓度。

（3）地诺前列酮栓促宫颈成熟医嘱：地诺前列酮栓，10mg，阴道用，st。（地诺前列酮栓系高危药品，促宫颈成熟时应有专人在专门区域进行管理。）

（三）注意事项

1. 所有妊娠晚期引产时机的确定应建立在准确核实孕周的基础上。

2. 所有妊娠晚期引产的时机及方案由主治以上医生评估确定。

3. 引产前应有白带常规、一周内彩超检查结果。

4. 所有促宫颈成熟和引产操作前必须签署知情同意书。

（四）促宫颈成熟

1. 引产能否成功的影响因素。

（1）主要影响因素：宫颈成熟度（Bishop 评分），产次。

（2）次要影响因素：子宫的基础状况，缩宫素敏感程度。

2. Bishop 评分高低与引产成功与否有一定关系，Bishop 评分见表 1。

表 1　Bishop 评分

分数（分）	0	1	2	3
宫口扩张（cm）	<1	1~2	3~4	>4
宫颈管长度（cm）	>3	2	1	<1
胎头位置	−3	−2	−1~0	+1~+2
宫颈硬度	硬	中	软	—
宫颈位置	后	中	前	—
宫颈消退（%）	0~30	40~50	60~70	≥80

注：各项合计 0~3 分，引产不易成功；4~6 分，50% 成功率；7~8 分，80% 成功率；≥9 分，100% 成功率。

3. 促宫颈成熟。

目的：促宫颈软化、变薄、扩张，降低引产失败率和缩短从引产到分娩的时间。

促宫颈成熟方法：药物性方法（地诺前列酮栓、缩宫素）和机械性方法（Foleys 单球囊和 COOK 双球囊促宫颈成熟）。

1）地诺前列酮栓促宫颈成熟。

（1）适应证：Bishop 评分≤6 分，尤其是宫颈管较长、质硬者，评分越低越应使用，胎膜早破可以使用。

（2）禁忌证：急产史、3 次以上足月产史、瘢痕子宫、子宫颈手术史或宫颈裂伤史、前列腺素类药物使用禁忌（哮喘、青光眼、严重肝肾功能不全等）、盆腔炎活动期、已临产、Bishop 评分>6 分、前置胎盘或不明原因阴道出血、胎先露异常、正在使用缩宫素。

（3）取出时机：

①宫缩规律，伴宫颈成熟。

②放置 24 小时后。

③子宫过度刺激。

④胎儿宫内不良状况。

⑤胎膜破裂。

（4）放置流程：

①放置前 1 天行 B 超了解羊水情况，阴道检查行 Bishop 评分，选择地诺前列酮栓促宫颈成熟。

②放置当天早晨做电子胎心监护，明确对无应激试验（NST）有反应且无规律宫缩，与孕妇及家属沟通病情，交代引产的必要性、引产方式的选择，并签署知情同意书，下医嘱。

③通知护士将孕妇转运至产房，与助产士交接促宫颈成熟方法，助产士准备药物并做好登记。

④消毒外阴后，医生洗手，戴无菌手套，将地诺前列酮栓夹于食指与中指之间，放置于阴道后穹窿深处，可借助少量水质润滑剂。将栓剂旋转 90°，使其横置于阴道后穹窿深

处。栓剂放置完毕后，阴道外留 2～3cm 终止带。

⑤如果需要终止药物释放，只需轻拉终止带，撤出栓剂，无需冲洗与擦拭。

⑥孕妇需卧床休息至少 60 分钟，此时可同时进行电子胎心监护。

⑦医生收拾物品、洗手，并书写病历。

（5）放置注意事项：

①尽量在当天早晨 8 至 10 点放药，加强胎心监护。

②出现规律宫缩时行电子胎心监护。如无明显宫缩，放置 4～6 小时后行电子胎心监护。放置 10～12 小时后仍无宫缩，再次行电子胎心监护，若胎心正常，阴道检查后哌替啶肌内注射帮助休息。

③放置过程中，下班前向值班医生交班，病历上要有记录。

（6）取出地诺前列酮栓后至少 30 分钟方可静脉滴注缩宫素。

（7）子宫过度刺激的处理。

①宫颈不成熟：胎心正常，及时取出地诺前列酮栓抑制宫缩，若宫缩仍不能缓解，可使用硫酸镁、特布他林等抑制宫缩。宫缩抑制后，持续行电子胎心监护。胎心正常可继续放置地诺前列酮栓或下移至阴道中段；胎心不正常，及时剖宫产。

②宫颈成熟：取出地诺前列酮栓，若子宫过度刺激缓解，宫缩规律，进入产程；若不缓解或胎心异常，抑制宫缩，持续行电子胎心监护，宫缩消失，胎心正常，缩宫素引产。

2）COOK 双球囊促宫颈成熟。

（1）适应证：Bishop 评分≥5 分但<7 分，尤其是宫颈管消退 70%以上或质地软者。

（2）禁忌证：阴道或宫腔感染，胎膜早破。

（3）方法：

①医生查房确定促宫颈成熟方式，与孕妇及家属交代病情、引产方式选择并签署知情同意书，下医嘱，通知护士转运孕妇进产房。

②产妇排空大小便，助产士引导上产床，取膀胱截石位。

③常规消毒（医务人员手卫生、患者会阴消毒）、铺巾。大号金属窥阴器暴露宫颈，消毒宫颈阴道。

④检查球囊无误，将两个球囊均插入宫颈管内，插入时避免钳夹球囊部分。

⑤使子宫球囊充盈 40ml NS（红色活塞标记有"U"字母），充盈前确保两球囊均在宫颈管内，充盈时避免球囊滑脱。

⑥将球囊往外拉，直至阴道球囊完整暴露于宫颈外阴道处，使阴道球囊充盈 40ml NS（绿色活塞标记有"V"字母），充盈前确保阴道球囊位于阴道处。

⑦逐次增加子宫球囊和阴道球囊内的液体量（每次20ml），分别至 80ml（最大可至 100ml）。

⑧再次消毒阴道，取出窥阴器，将导管固定于患者大腿内侧。

⑨观察孕妇无不适时，请助产士将孕妇转运回病房，与病房护士交接。

⑩整理物品、洗手，完成病历记录。

（4）取出时机：

①已放置 12 小时。

②胎膜破裂。

③正式临产。

④疑似宫内感染。

⑤子宫过度刺激。

⑥孕妇出现不适反应。

（5）取出方法及取出后管理：

①次日早晨病房护士提前做好电子胎心监护，电子胎心监护结果满意后早上8点将孕妇转运至产房交接。

②助产士将孕妇引导至产床上，取膀胱截石位，并消毒外阴，医生洗手，戴无菌手套，通过旋转"U"和"V"的相应活塞放液缩瘪两只球囊，并将球囊从阴道内取出。

③取出球囊，高年资医生行阴道检查，再次评估是否可以人工破膜，若宫颈成熟则人工破膜，平车送回待产室行电子胎心监护；若胎头高浮或宫颈条件仍然≤6分者，可行地诺前列酮栓引产。

④破膜后观察1小时，无规律宫缩，加用缩宫素引产，调节缩宫素浓度及滴速，达到每2～3分钟出现1次有效宫缩。

⑤收拾物品、洗手，完成病历记录，包括对Bishop评分改变的评价等。

（6）注意事项：病历中一定要有取出球囊后，再次评估宫颈情况及人工破膜引产的记录。

（7）如何避免感染发生：

①严格指征（感染孕妇禁用）。

②安装前常规行白带、B族链球菌（GBS）检查。

③加强医务人员的无菌观念，严格消毒；尽量减少阴道检查操作次数，安装尽量1次到位；胎膜破裂应尽早取出。

（五）妊娠晚期引产（Bishop≥7分）

1. 缩宫素引产。（缩宫素系高危药品，应有专人在专门区域进行管理，建议使用静脉泵。）

1）早晨进入产房，产房助产士行电子胎心监护后开始点滴缩宫素，缩宫素 10U＋林格氏液 500ml，ivgtt，3ml/h 开始，每 15～20 分钟根据宫缩情况调节浓度。

2）规律宫缩后行电子胎心监护，待产过程无高危因素者每 4 小时电子胎心监护检查 1 次，有高危因素者持续电子胎心监护。

3）下午 5 点根据医生查房情况决定是否停用缩宫素。停缩宫素后观察 30 分钟，若无规律宫缩、无胎心异常，送返病房与护士交接病情。

2. 人工破膜引产术。

1）前提：宫颈成熟。

2）单纯人工破膜效果不佳，往往需加缩宫素（ivgtt）。

3）外科洗手，常规外阴消毒铺巾，打开窥阴器后用碘伏原液进行宫颈及穹窿部消毒，消毒 2 遍后，一手在阴道宫颈内引导，另一手持破膜钳，实施破膜，观察羊水性状，破膜后常规听胎心音。

4）破膜后 12 小时使用抗生素，若 GBS 阳性，及时使用抗生素。

三、择期剖宫产孕妇围手术期管理诊疗常规

（一）术前准备

（1）术前应做好病史询问、全身检查、辅助检查（3 月内心电图检查、1 周内 B 超检查、1 天内电子胎心监护等）和各种化验（1 周内血常规、尿常规、凝血功能，1 个月内肝肾功能，1 月内乙肝、丙肝、艾滋病、梅毒检查），术前做出正确诊断。术前合血。

（2）做好患者的心理指导，使患者和家属明确手术的意义，消除对手术的恐惧。充分医患沟通，告知患者和家属手术的必要性、可能发生的风险和意外，以及备选治疗方案。

（3）在做好病史询问和全面检查的基础上，做好术前病例讨论和术前小结。

（4）手术者必须熟悉患者病情、手术步骤、手术中可能发生的问题及解决的方法。应对每个患者的具体病情加以了解，对术中、术后可能发生的问题考虑周全。

（5）做好记录，除住院病历、病程和各种检验需详细记录外，医生还需和患者及家属签署输血治疗同意书、手术知情同意书等。

（6）腹部准备：手术前先剃去腹部汗毛及阴阜处毛发。注意动作轻柔，防止损伤皮肤。

（7）饮食：为防止麻醉中发生恶心、呕吐、误吸等危险及术后腹胀等，术前 6 小时禁食、禁水。为防止脱水及低血糖，必要时可静脉滴注葡萄糖。

（8）观察生命体征。

（9）疑难危重手术需根据病情危重程度提前申请全科大讨论或者全院大讨论。

（二）术后处理

（1）体位：因剖宫产手术多为硬膜外麻醉，术后平卧，6 小时后翻身或改为半卧位，鼓励患者多翻身，多活动下肢，以利于血液循环，减少术后并发症。

（2）常规建议心电监护生命体征至少 15 小时，必要时可延长。

（3）体温监测：术后 24 小时内体温往往升高，但不超过 38.0℃，多为手术创伤反应，称"无菌热"，无需处理。若 24 小时后体温仍较高，尤其间隔 4 小时以上，有两次体温大于 38.0℃，应注意是否出现感染、脱水或输液反应等。

（4）小便处理：导尿管保留 12～24 小时，保持通畅，观察尿色，记录尿量。病情允许的情况下，建议尽快取除导尿管，以便患者下床活动。

(5) 子宫收缩情况观察：观察子宫底高度、子宫收缩质硬程度。

(6) 观察阴道流血量，准确称重，记录24小时阴道流血量，特殊患者记录每小时阴道流血量。

(7) 抗生素使用及补液：一般择期剖宫产的切口为二类切口，预防性使用抗生素不超过24小时。术后根据术前禁食的时间以及术中术后液体的丢失情况，个体化补液。

(8) 饮食：术后2小时可少量饮用清水，术后6小时可进流质饮食，但不宜进食奶类及糖类，以免出现腹胀。待术后肠蠕动，恢复肛门排气后，可改为普通饮食。

(9) 观察伤口情况：术后常规腹部伤口压沙袋6~8小时，24小时内观察伤口有无渗液、渗血，以后应注意有无感染。敷料湿透时应及时更换，保持伤口清洁、干燥。

(三) 医嘱

1. 术前医嘱。

• 合血（微柱凝胶法），备血3天有效

• 配悬浮红细胞（血型）

• 拟今日/明日剖宫产

• 暂禁食

• 备皮

• 院内会诊新生儿科

• 术前导尿

• 头孢唑林钠2.0g＋NS 250ml（术前半小时），ivgtt，若需限制液体总量及速度，则改用NS 100ml

• 缩宫素10U＋林格氏液500ml（胎儿娩出后），ivgtt。若需限制液体总量及速度，可将林格氏液减半或直接用卡贝缩宫素，明确备注限速速度，如100ml/h

2. 术后常规医嘱。

（1）术后当日医嘱：

• 产科剖宫产后护理常规

• 全麻术后护理常规（吸氧 2 小时）/腰硬麻后护理常规

• 产科特级护理

• 禁食 6 小时后进流食

• 持续心电监护

• 保留导尿管

• 会阴冲洗，一天两次（bid）（与保留导尿管一起停）

• GDM 或 PGDM 者测随机血糖，每两小时一次（q2h），血糖正常后改为每六小时一次（q6h），至术后第 1 日改为血糖小轮廓监测。

• 卡贝缩宫素 100μg，静脉注射（iv）；或缩宫素 10U＋林格氏液 500ml，ivgtt

• 补液：若系 GDM 患者，按照葡萄糖与胰岛素比例为（4～6）：1静脉输液，或用果糖注射液。

（2）术后第 1 日医嘱：

• 一级护理

• 半流饮食

• 下肢气压治疗（产科）

• 缩宫素 10U（2 组）＋林格氏液 500ml，ivgtt

（3）术后第 2 日医嘱：

• 二级护理

• 普食/糖尿病饮食

• 产妇康颗粒 5g，bid；或益母草胶囊口服

• 大换药

• 血常规、C 反应蛋白（CRP）检查（术后 48～72 小时查）

四、急诊剖宫产

急诊剖宫产分级见表2：

表2 急诊剖宫产分级

分级	一级急诊剖宫产	二级急诊剖宫产	三级急诊剖宫产
手术指征	1.脐带脱垂 2.严重的胎盘早剥：与阴道流血不符的异常生命体征，Ⅲ类胎监，B超提示重度胎盘早剥 3.子宫破裂 4.忽略性横位 5.足先露，已脱出阴道口 6.急性胎儿窘迫（Ⅲ类电子胎监图形） 7.心搏骤停、羊水栓塞等危急重症，需紧急剖宫产抢救母儿生命 8.前置胎盘出血快、多，生命体征异常，威胁母儿生命安全	1.前置血管临产 2.先兆子宫破裂 3.产程中出现：胎头下降停滞、活跃期停滞、第二产程延长 4.孕妇出现心源性、感染性、过敏性休克 5.双胎之一死胎（单绒双羊） 6.胎儿窘迫（Ⅱ类电子胎监图形） 7.前置胎盘 8.子痫抽搐控制后；重度子痫，试产过程中孕妇血压不能控制而胎儿不能短时间经阴道分娩	1.头盆不称 2.骨盆出口狭窄 3.双胎（第一胎儿胎位异常） 4.妊娠合并生殖道畸形 5.单胎（足先露、横位） 6.疤痕子宫（不愿意试产）临产时
决定手术至胎儿娩出时间	15分钟	<30分钟	尽量安排择期手术

一级急诊剖宫产流程见图1：

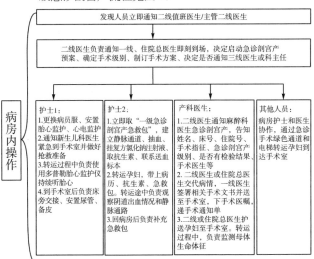

病房内操作

发现人员立即通知二线值班医生/主管二线医生

二线医生负责通知一线、住院总医生即刻到场，决定启动急诊剖宫产预案、确定手术级别、制订手术方案、决定是否通知三线医生或科主任

护士1：
1.更换病员服、安置胎心监护、心电监护
2.通知新生儿科医生紧急到手术室并做好抢救准备
3.转运过程中负责使用多普勒胎心监护仪持续听胎心
4.到手术室后负责床旁交接、安置尿管、备皮

护士2：
1.立即取"一级急诊剖宫产急救包"，建立静脉通道、抽血、挂复方氯化钠注射液、取抗生素、联系送血标本
2.转运孕妇，带上病历、抗生素、急救包
3.回病房后负责补充急救包

产科医生：
1.二线医生通知麻醉科医生急诊剖宫产，告知姓名、床号、住院号、急诊剖宫产手术级别、是否有检验结果、手术医生等
2.二线医生或住院总医生交代病情，一线医生送至手术室，下手术医嘱，递手术通知单
3.二线或住院总医生护送孕妇至手术室。转运过程中，负责监测母体生命体征

其他人员：
病房护士和医生协作，通过急诊手术绿色通道和电梯转运孕妇到达手术室

手术室内操作

5分钟内完成术前准备并转运患者至手术室

手术室护士：
1.再次确认新生儿科医生是否到场
2.洗手护士开放静脉通道，心电监护
3.护士洗手，上台，准备手术器械，辅助医生开始手术，清点器械及纱布
4.巡回护士协助新生儿科医生行新生儿复苏

麻醉科医生：
依据孕妇病情决定麻醉方式、签署麻醉同意书
1.行麻醉、心电监护，监护孕妇生命体征
2.主持手术安全核查
3.孕妇入室至5分钟内完成麻醉

产科医生：
1.术前再次与巡回护士确认胎心
2.洗手、消毒、铺巾
3.与麻醉科医生、新生儿科医生确认手术准备就绪，2分钟内娩出胎儿
4.术后再次与孕妇及委托人沟通孕妇病情及手术情况

图1　一级急诊剖宫产流程图

二级急诊剖宫产流程见图 2：

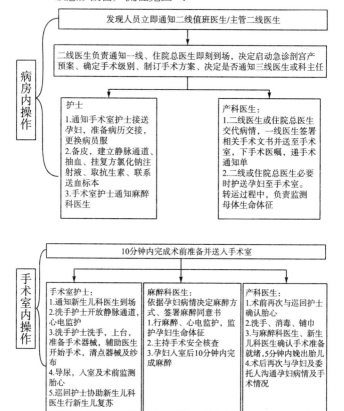

图 2 二级急诊剖宫产流程图

住院医生工作总结：接到通知后立即到达现场，递送手术通知单，下手术医嘱，准备及签署手术相关文书。

（1）手术医嘱具体内容：

• 拟今日行剖宫产（可备注几级剖宫产）

- 暂禁食
- 备皮（一级急诊剖宫产可不需要）
- 院内新生儿科会诊
- 术前导尿
- NS 250ml/林格氏液 500ml，ivgtt，st（开放静脉通道）
- 抗生素（预防切口感染，注意确认孕妇皮试结果及药物过敏史）
- 缩宫素 10U＋林格氏液 500ml，ivgtt（胎儿娩出后）
- 脐动脉血气监测（手术指征包括胎儿窘迫时）
- 胎盘病理活检（出现早产、宫内感染、胎儿生长受限、妊娠期高血压等时）
- 下病重/病危（出现危及孕妇生命安全的情况时）

（2）手术相关文书：医患沟通手术同意书，术前小结、术前讨论记录、术前审批记录，手术风险评估表，手术安全核查表，术前病程记录（主刀医生查房记录）。

五、臀位外倒转术（ECV）

（一）流程

（1）门诊孕 36 周评估臀位外倒转术适应证，评估阴道分娩条件，进行风险评估与沟通，取得患者和家属同意。

（2）孕≥37 周入院行臀位外倒转术前再次确认胎位。

（3）拟行臀位外倒转术前排除手术（臀位外倒转术＋剖宫产）禁忌证，签署知情同意书，并同时完善剖宫产术前准备。

（4）手术前 1 日联系床旁 B 超医生确定具体手术时间，手术当日予电子胎心监护和 NST，评估胎儿宫内情况及有无宫缩，下术前医嘱，建立静脉通道，留置导尿管。手术室做好剖宫产手术准备。

（5）带电子胎心监护仪入手术室，入室后行心电监护、电子胎心监护（NST 须为反应型），B 超再次确定胎位、胎盘、脐带情况。

（6）予特布他林 0.25mg＋NS 100ml，1ml/min，ivgtt，10～15 分钟。

（7）麻醉：连续硬膜外麻醉或腰麻（非必须）。

（8）行臀位外倒转术，不超过 20 分钟，次数不超过 4 次。

（9）行臀位外倒转术成功：停特布他林，予腹带固定，观察 NST 40 分钟，若仍为反应型，再次 B 超确定胎位，无胎盘早剥、脐带先露后转回病房待产。

行臀位外倒转术失败：征求孕妇及家属意见，可选择择日再次尝试或直接选择剖宫产；若胎心、胎盘有异常立即行剖宫产。

（10）转回病房待产，持续电子胎心监护 2 小时后改成 1 天 3 次（tid），观察胎动，确定有无宫缩情况及有无胎盘早剥。

（11）观察 2 日无异常可出院，其后正常产检。

（二）医嘱

（1）入院长期医嘱：

- 产科护理常规
- 一级护理
- 普食/糖尿病饮食/低盐低脂饮食
- 电子胎心监护，qd
- 留陪一人
- 地塞米松 6mg，肌内注射（im），bid×2d；或倍他米松磷酸钠 12mg＋灭菌注射用水（10 毫升/支）2ml，im，qd×2d（孕 37 周前）

（2）入院临时医嘱：

- 血常规（急查）
- 尿常规＋沉渣定量
- 凝血（急查）
- 血型（微柱凝胶法）
- 血型单抗（不规则抗体筛查）
- 肝功
- 肾功
- 乙肝五项定量
- 输血三项（HIV/HCV/TP）
- 输血三项＋表抗（快检）（未建卡者加上此项）
- 电解质全套
- 血脂（CHO/TG/HDL/LDL）
- 心肌酶谱＋肌钙蛋白（高血压及先天性心脏病者查）
- 心电图
- 超声心动图及左心功能（高血压及先天性心脏病者查）
- 胎儿超声（常规检查）

（3）术前医嘱：

- 拟定于明日行臀位外倒转术
- 备皮
- 暂禁食
- 术前导尿
- 特布他林 0.25mg＋NS 100ml，1ml/min，ivgtt，10～15 分钟

（4）术后医嘱：

- 臀位外倒转术后护理常规
- 产科特级护理

- 禁食 6 小时后普通饮食
- 产科保留导尿
- 留陪一人
- 持续心电、血压、血氧饱和度监测
- 持续电子胎心监护 2 小时，之后改为电子胎心监护 bid

第二章　妊娠合并症

一、妊娠合并糖尿病

（一）入院医嘱

（1）长期医嘱：
- 妊娠合并糖尿病护理常规
- 一级护理
- 糖尿病饮食
- 自数胎动
- 留陪一人
- 电子胎心监护
- 胎心监测，6 次/天
- 测血糖（大轮廓或小轮廓）

（2）临时医嘱：
- 血常规（成人）
- 尿常规+沉渣定量
- 凝血
- 血型（微柱凝胶法）
- 血型单抗（不规则抗体筛查）
- 肝功
- 肾功

- 乙肝五项定量
- 输血三项（HIV/HCV/TP）
- 输血三项＋表抗（快检）（未建卡者加上此项）
- 电解质全套
- 血脂（CHO/TG/HDL/LDL）
- 院内会诊营养科
- 糖化血红蛋白（HbA1C）
- 白带常规＋BV（默认阴道分泌物）
- 胎儿超声（常规检查）

（二）分娩时机及方式

1. 分娩时机：

1）无需胰岛素治疗而血糖控制达标的 GDM 孕妇，如无母儿并发症，在严密监测下可待妊娠 40 周终止妊娠。

2）PGDM 及需胰岛素治疗的 GDM 孕妇，如血糖控制良好且无母儿并发症，在严密监测下，妊娠 39 周后可终止妊娠；血糖控制不满意或出现母儿并发症时，应及时收入院观察，根据病情决定终止妊娠时机。

3）糖尿病伴微血管病变或既往有不良产史者，需严密监护，终止妊娠时机应个体化。

2. 分娩方式：

1）糖尿病本身不是剖宫产指征。

2）择期剖宫产的手术指征为糖尿病伴严重微血管病变，或其他产科指征。妊娠期血糖控制不好、胎儿偏大（尤其估计胎儿体重≥4250g 者）或既往有死胎、死产史者，应适当放宽剖宫产指征。

3. 注意事项：

1）若系早产，拟提前终止妊娠，GDM 孕妇血糖控制不佳者可以用地塞米松 10mg 羊膜腔内注射，以促胎肺成熟（孕妇同意或拒绝都应有书面签字）。

2）术后每 2 小时监测 1 次血糖直至血糖平稳。

（三）分娩期及围手术期胰岛素的使用原则

1）手术前后、产程中、产后非正常饮食期间应停止皮下注射胰岛素，检测血糖，必要时使用胰岛素静脉滴注控制血糖。

2）应给孕产妇提供足够的葡萄糖，以满足基础代谢需要和应激状态下的能量消耗。供给胰岛素可防止糖尿病酮症酸中毒（DKA）的发生、控制高血糖、利于葡萄糖的利用。

3）保持适当血容量和维持电解质代谢平衡。

4）产程中或手术前的检查：必须检测血糖、尿酮体水平。择期手术还需检查电解质和肝肾功能，行血气分析。

5）胰岛素使用方法：

（1）每 1～2 小时监测 1 次血糖，根据血糖值维持小剂量胰岛素静脉滴注。

（2）妊娠期应用胰岛素控制血糖者计划引产分娩时，终止妊娠前 1 天睡前正常使用中效或长效胰岛素；终止妊娠当日停用早餐前胰岛素，并给予 NS 建立静脉通道。

（3）产程或手术中小剂量胰岛素的应用方法：胰岛素 50U＋NS 50ml 静脉泵入。

空腹血糖水平与胰岛素用量的关系见表 3。

表 3　空腹血糖水平与胰岛素用量的关系

空腹血糖水平 （mmol/L）	胰岛素输注速度 （U/h）	同时输注的液体种类
＜5.6	0	5％葡萄糖溶液（GS）或林格氏液
5.6～7.8	1.0	5％GS 或林格氏液
7.8～10.0	1.5	NS
10.0～12.2	2.0	NS
≥12.2	2.5	NS

（四）妊娠合并 DKA 的处理

1. 妊娠合并 DKA 的临床表现及诊断：恶心、呕吐、乏力、口渴、多饮、多尿、皮肤黏膜干燥、眼球下陷、呼气有酮臭味，少数伴有腹痛，病情严重者出现意识障碍或昏迷，实验室检查显示血糖＞13.9mmol/L（250mg/dL）、尿酮体阳性、血液 pH 值＜7.35、二氧化碳结合力＜13.8mmol/L，血酮体＞5mmol/L、电解质代谢紊乱。

2. 治疗具体步骤及注意事项：发现疑似或确诊妊娠合并 DKA 患者时，应立即向二线医生或医疗组长汇报，启动院内多学科救治团队。

（1）血糖＞16.6mmol/L，先予胰岛素 0.2～0.4U/kg 一次性静脉注射。

（2）胰岛素持续静脉滴注：胰岛素 50U＋NS 50ml，按 0.1U/（kg·h）或 4～6U/h 的速度输入。

（3）监测血糖：从使用胰岛素开始每小时监测 1 次血糖，根据血糖下降情况进行调整，要求平均每小时血糖下降 3.9～5.6mmol/L 或降低超过静脉滴注前血糖水平的 30％，达不到此标准者，可能存在胰岛素抵抗，应将胰岛素用量加倍。

（4）当血糖降至 13.9mmol/L，将 NS 改为 5％GS 或

5％葡萄糖氯化钠注射液（GNS），每 2～4g 葡萄糖中加入 1U 胰岛素，直至血糖降至 11.1mmol/L、尿酮体阴性，并可平稳过渡到餐前皮下注射治疗时停止补液。

（5）注意事项：补液原则先快后慢、先盐后糖，注意出入量平衡。开始静脉胰岛素治疗且患者排尿后要及时补钾，避免出现严重低血钾。当血液 pH 值＜7.1、二氧化碳结合力＜10mmol/L、HCO_3^-＜10mmol/L 时可给予 5％碳酸氢钠溶液 100ml＋NS 400ml 补碱，滴速 200ml/h 。血液 pH 值≥7.2、二氧化碳结合力＞15mmol 时停止补碱。

（五）产后处理

1. 产后胰岛素的应用：产后血糖控制标准参照非妊娠期血糖控制标准（表 4）。

表 4　非妊娠期血糖控制标准

指标	空腹血糖水平（mmol/L）	餐后 2 小时血糖水平（mmol/L）	HbA1C 水平
控制标准	3.9～7.0	4.4～10.0	＜7.0％

（1）妊娠期应用胰岛素者行剖宫产后，恢复正常饮食前，予静脉输液，胰岛素与葡萄糖比例为 1∶（4～6），同时监测血糖及尿酮体水平，根据监测结果决定是否应用胰岛素或调整用量。

（2）妊娠期应用胰岛素者，一旦恢复正常饮食，应及时行血糖监测，血糖水平显著异常者，应用胰岛素皮下注射，根据血糖水平调整剂量，所需胰岛素的剂量一般较妊娠期减少 1/3～1/2。

（3）妊娠期无需胰岛素治疗者，产后可恢复正常饮食，应避免高糖及高脂饮食。

2. 产后复查：产后空腹血糖反复≥7.0 mmol/L，应诊断 PGDM，建议转内分泌专科治疗。

3. 鼓励母乳喂养。

4. 新生儿处理：

（1）新生儿出生后易发生低血糖，严密监测其血糖变化可及时发现低血糖。建议新生儿出生后 30 分钟内行末梢血糖检测，此后 24 小时内每 2 小时检测一次末梢血糖。

（2）新生儿均按高危儿处理，注意保暖等。

（3）早开奶。

（4）常规检查血红蛋白（Hb）、血钾、血钙、血镁、胆红素。

（5）密切注意新生儿呼吸窘迫综合征的发生。

5. GDM 妇女的产后随访：推荐所有 GDM 妇女在产后 6～12 周进行随访，建议所有 GDM 妇女产后行口服葡萄糖耐量试验（OGTT），有条件者建议检测血脂及胰岛素水平，至少每 3 年进行 1 次随访。

二、妊娠合并 B 族链球菌阳性

1. 定义：B 族链球菌（group B streptococcus，GBS）是一种革兰氏阳性链球菌，正常情况下寄居于阴道和直肠。

2. GBS 检查时间：孕 35～37 周。

3. GBS 检查方法：拭去阴道过多分泌物，采用无菌拭子深入阴道 1/3 处，沿阴道壁轻轻旋转取得标本，再将拭子插入肛门，在肛门括约肌以上 2.5cm 处，沿肠壁轻轻旋转取得标本，置入无菌管中密闭送检。

GBS 阳性者，破膜或临产后需使用抗生素治疗。

4. 处置流程：

（1）门诊医生在发现孕妇 GBS 阳性后，同时在门诊纸质病历及电子病历系统中做好 GBS 阳性高危标注。

（2）住院医生收治孕妇后，再次核对孕妇 GBS 检查结果，若为阳性，填写入院诊断：GBS 阳性。

（3）管床医生注意和夜班、产房医护人员做好交班工作，临产或破膜后，应及时使用抗生素，胎儿娩出后可停用抗生素。

（4）分娩时告知新生儿科医生。

5. 入院医嘱：同入院常规待产医嘱。

6. 抗生素使用说明：了解有无青霉素过敏史。

（1）白班收治的孕妇，若无青霉素过敏史，临产或胎膜早破后予青霉素 G，首剂 480 万 U，ivgtt，然后每 4 小时注射 240 万 U，直至分娩。

（2）夜班收治或对青霉素过敏的孕妇，临产或胎膜早破后予头孢唑林钠＋NS 250ml，首剂 2g，ivgtt，然后每 8 小时1g，直至分娩；若对头孢唑林钠过敏，予克林霉素，每 8 小时 0.9g，ivgtt，直至分娩。

（3）行剖宫产者抗生素选用头孢唑林钠 2g＋NS 250ml，ivgtt，术前、术后各 1 次。

第三章　妊娠并发症

一、妊娠高血压疾病

（一）诊断

1. 妊娠期高血压。

①妊娠 20 周后首次出现，收缩压≥140mmHg 或舒张压≥90mmHg。

注意事项：监测前至少静息 5 分钟，同一手臂（通常右臂）至少测量 2 次，间隔 1～2 分钟，首次发现血压升高者应间隔 4 小时或以上复测血压。如收缩压≥160mmHg 或舒张压≥110mmHg，休息 5 分钟后复测。

②产后 12 周内恢复正常。

③尿蛋白阴性。

④收缩压≥160mmHg 或舒张压≥110mmHg 为重度妊娠期高血压。

2. 子痫前期/子痫。

1）子痫前期：妊娠 20 周后出现收缩压≥140mmHg 或舒张压≥90mmHg，并伴下列任意一项：

①尿蛋白≥0.3g/24h、尿蛋白/肌酐≥0.3 或随机尿蛋白阳性。

②尿蛋白阴性但伴有以下任一器官或系统受累：心、肺、肝、肾等，血液系统、消化系统、神经系统等，胎儿-胎盘单位。

2）重度子痫前期：在子痫前期基础上出现下列任一项：

①收缩压≥160mmHg 或舒张压≥110mmHg。

②持续性头痛、视觉障碍或其他中枢神经系统异常。

③持续性上腹痛（肝包膜下血肿或肝破裂征象）。

④肝功异常（ALT 或 AST≥正常值上限 2 倍）。

⑤肾功异常 ［尿蛋白≥2g/24h，尿量＜400ml/24h 或＜17ml/h，血清肌酐（SCr）＞106μmol/L］。

⑥低蛋白血症伴腹水、胸腔积液或心包积液。

⑦血液系统异常：血小板持续下降并＜100×10⁹ 个/升；微血管内溶血（贫血、乳酸脱氢酶升高、黄疸）。

⑧心功能衰竭。

⑨肺水肿。

⑩胎儿生长受限、羊水过少、胎死宫内或胎盘早剥等。

3）子痫：子痫前期基础上发生不能用其他原因解释的抽搐。

3. 妊娠合并慢性高血压。

1）孕前高血压或孕 20 周前发现收缩压≥140mmHg 或舒张压≥90mmHg，孕期无明显加重。

2）20 周后首次诊断为高血压且持续至产后 12 周。

4. 慢性高血压并发子痫前期。

1）慢性高血压孕妇孕 20 周前无蛋白尿，20 周出现蛋白尿。

2）慢性高血压孕妇孕 20 周前有蛋白尿，20 周后蛋白尿定量明显增加。

3）慢性高血压孕妇孕 20 周后出现血压进一步升高或重度子痫前期的表现。

（二）入院医嘱

1. 妊娠期高血压：

1）长期医嘱：

• 妊娠期高血压护理常规

• 一级护理

• 普食

• 自数胎动

• 留陪一人

• 产科电子胎心监护，qd

• 胎心监测，6 次

• 测血压，q4h

• 记出入量

• 液体滴速控制（80ml/h）

2）临时医嘱：开完医嘱立即打电话给检验科请急查所有项目，并自行追踪落实所有检验结果。

- 血常规（急查）
- 尿常规+沉渣定量
- 凝血（急查）
- 血型（微柱凝胶法）
- 血型单抗（不规则抗体筛查）
- 肝功（急查）
- 肾功（急查）
- 乙肝五项定量
- 输血三项（HIV/HCV/TP）
- 输血三项+表抗（快检）（未建卡者加上此项）
- 电解质全套
- 血脂（CHO/TG/HDL/LDL）
- 白带常规+BV（默认阴道分泌物）
- 心肌酶谱+肌钙蛋白
- 24 小时尿蛋白定量
- 心电图
- 超声心动图及左心功能
- 肝、胆、胰、脾、肾、腹腔彩超（评估重要脏器功能及腹水情况）
- 胸腔彩超（评估有无胸腔积液）
- 胎儿超声（常规检查及必要时）
- 磁共振平扫颅脑（必要时）
- 肾上腺彩超（必要时）

2. 子痫前期：

1）长期医嘱：

- 子痫前期护理常规
- 一级护理
- 普食（必要时禁食）

- 自数胎动
- 留陪一人
- 产科电子胎心监护，qd
- 胎心监测，6 次/天
- 持续心电监护
- 记出入量
- 液体滴速控制（80ml/h）
- 下病重（必要时）
- 下病危（必要时）
- 保留导尿管（必要时）
- 倍他米松磷酸钠 12mg＋灭菌注射用水（10 毫升/支）2ml，im，qd×2d；或地塞米松 6mg，im，bid×2d（必要时）
- 监测呼吸、尿量、膝反射（用硫酸镁时加上此项）
- 量宫高、腹围，测体重，qd

2）临时医嘱：开完医嘱立即打电话给检验科请急查所有项目，并自行追踪落实所有检验结果。

- 辅助检查同妊娠期高血压
- 眼底检查
- 导尿（活套）〔包括：一般专项护理＋导尿＋一次性使用导尿包（14Fr，需改执行科室）〕（必要时）
- 25％硫酸镁注射液 20ml（5g）＋NS 30ml，30 分钟内泵入（必要时）
- 25％硫酸镁注射液 80ml（20g）＋NS 500ml，1～2g/h（必要时）

3. 子痫：发现子痫患者时，应立即呼救，向上级医生汇报，启动院内危重孕产妇急救流程。

1）长期医嘱：

- 子痫待产护理常规

- 产科特级护理
- 下病危
- 禁食
- 自数胎动
- 留陪一人
- 产科电子胎心监护
- 持续心电监护
- 记出入量
- 液体滴速控制（80ml/h）
- 保留导尿管
- 面罩吸氧
- 监测呼吸、尿量、膝反射
- 防声光刺激
- 防坠床
- 倍他米松磷酸钠 12mg＋灭菌注射用水（10 毫升/支）2ml，im，qd×2d；或地塞米松 6mg，im，bid×2d（必要时）

2）临时医嘱：开完医嘱立即打电话给检验科请急查所有项目，并自行追踪落实所有检验结果。

- 辅助检查同妊娠期高血压
- 下病危
- 大抢救
- 导尿
- 动脉血气分析
- 彩超和心电图（床旁）

备注：打电话到彩超室告知产科××病区××床旁危重急诊超声（必要时）；打电话到心电图室告知产科××病区××床急诊床旁心电图（必要时）。

- 磁共振平扫颅脑（病情稳定后做）

- 25%硫酸镁注射液 20ml（5g）＋NS 30ml，30 分钟泵入

- 25%硫酸镁注射液 80ml（20g）＋NS 500ml，1～2g/h

- 地西泮 10mg，iv，st（静脉缓推，大于 2 分钟。需同时开具精二处方，医生需有毒麻药品处方的开具资质）（必要时）

- 甘露醇 125～250ml，ivgtt，降颅压

- 降压药物治疗

- 拟定于今日行剖宫产

- 暂禁食

- 备皮

- 院内会诊新生儿科

- 头孢唑林钠 2.0g＋NS 100ml（术前 30 分钟）

- 缩宫素 10U 或卡贝缩宫素 100μg＋NS 250ml（术中胎儿娩出后）

（三）治疗

1. 治疗原则。正确评估母儿整体情况；休息镇静、积极降压、解痉，有指征者利尿及纠正低蛋白血症；密切监测母儿情况，适时终止妊娠；治疗基础疾病，做好产后处置和管理。

2. 处理方法。

1）一般处理：注意休息，保证充足蛋白质和热量的摄入，适度限盐，心电监护（严重高血压或应用静脉降压药者）或每 6～8 小时测量 1 次脉率/血压（P/BP）、计出入量或尿量。

2）镇静：睡前艾司唑仑 1mg，口服（po）；或地西泮 10mg，iv；或苯巴比妥 0.03～0.06g，po，tid；或哌替啶

（杜冷丁）100mg，im。必要时用杜非合剂：哌替啶 50～100mg＋异丙嗪（非那根）25mg，im。极少情况下使用冬眠合剂：哌替啶 100mg＋异丙嗪 50mg＋氯丙嗪 50mg，1/3 或 1/2 量，im；或 1/2 量＋5% GS 250ml，ivgtt（需注意：氯丙嗪可使血压骤降）。

3）降压：预防心脑血管意外和胎盘早剥等母儿并发症。

（1）降压指征。

①收缩压≥160mmHg 或舒张压≥110mmHg 时立即降压。

②原发性高血压，妊娠前已用降压药者继续用。

③收缩压≥140mmHg 或舒张压≥90mmHg 时建议降压。

（2）目标血压及注意事项。

①无脏器功能损伤：收缩压 130～155mmHg，舒张压 80～105mmHg。

②有脏器功能损伤：收缩压 130～139mmHg，舒张压 80～89mmHg。

③最低血压：收缩压/舒张压不能低于 130/80mmHg，以保证胎盘灌注。

④降压力求下降平稳，下降幅度应为平均动脉压的 10%～25%，24～48 小时达到稳定，避免血压波动过大，否则易导致脑出血及胎盘早剥。

（3）口服降压药。

①硝苯地平片（10 毫克/片）：5～10mg，q6h 或 q8h，po（24 小时不超过 60mg），降压幅度大，不推荐门诊常规降压。病房急性或持续性重度高血压紧急降压时可按 10mg—20mg—20mg 分步降压，每次间隔 20 分钟。

②硝苯地平控释片（30 毫克/片）：30～60mg，qd，po，用于≥20 孕周者。

③盐酸拉贝洛尔片（50 毫克/片）：50～150mg，q6h 或 q8h，po（24 小时不超过 2400mg），有支气管哮喘、病态窦房结综合征、心脏传导阻滞且未安置起搏器或慢性心力衰竭的孕妇禁用。

④甲基多巴片（250 毫克/片）：250mg，bid 或 tid，24 小时不超过 3000mg。

（4）静脉降压药。

①拉贝洛尔注射液（25 毫克/支）：25mg + 10% GS 20ml，iv，st，5～10 分钟缓慢推注，推完后 10～30 分钟评估（血压不平稳者 10 分钟评估，血压平稳者 30 分钟评估），必要时加量 50mg+10% GS 20ml，iv，st；必要时再次加量 75mg+10%GS 20ml，iv，st（根据血压调整剂量）。单次最大剂量 75mg，24 小时不超过 220mg。或 100mg+NS/5%GS 250ml，1～4mg/min，根据血压调整剂量。

②盐酸乌拉地尔注射液（25 毫克/支）：12.5～25.0mg+NS 5ml，iv，5 分钟缓慢推注。若效果不满意，5 分钟后可重复给药。或盐酸乌拉地尔注射液 100mg+NS 30ml，1ml/h 开始，根据血压调整剂量，最大 12ml/h。

③盐酸尼卡地平注射液［2 毫克/（2 毫升·支）］：10mg+NS 40ml，0.5μg/（kg·min），根据血压调整剂量，可逐步增加到 10μg/（kg·min），主要用于高血压急症。

④甲磺酸酚妥拉明注射液［10 毫克/（1 毫升·支）］：10～20mg+软袋 5%GS 100～200ml，10μg/min 静脉泵入，根据血压调整剂量。

⑤硝酸甘油注射液［5 毫克/（1 毫升·支）］：40mg+NS 32ml，1ml/h 开始静脉泵入，每 5～10 分钟逐渐加量，每次增加 1ml/h（根据血压调整剂量），最大剂量 12ml/h，主要用于高血压急症，尤其合并急性心功能不全者。

⑥硝普钠（25 毫克/支）：50mg＋5% GS 50ml，2ml/h 静脉泵入（仅产后用，产前禁用），每 3～5 分钟逐渐加量，每次增加 1ml/h（根据血压调整剂量）。

（5）重度高血压紧急降压后注意事项。降压达标后，仍要严密监测血压，第 1 小时内，每 10 分钟监测 1 次；然后每 15 分钟监测 1 次，维持 1 小时；再每 30 分钟监测 1 次，维持 1 小时；接着每 1 小时监测 1 次，维持 4 小时。

4）解痉：硫酸镁（一线药物）。

（1）用药指征。重度子痫前期（包括慢性高血压并发子痫前期）；非重度子痫前期（包括慢性高血压并发非重度子痫前期）根据具体情况也可以考虑应用；妊娠期高血压和妊娠合并慢性高血压不用。

（2）注意事项。

①肾功能不全、心肌病、重症肌无力等应谨慎用药，使用前心肺听诊。

②24 小时总量：20～25g，一般不超过 30g。有效治疗浓度：1.8～3.0mmol/L（一般 2.5mmol/L 以下较安全，＞3.5mmol/L 存在危险），用药期间监测呼吸、尿量、膝反射。

③应用时间：病情稳定者使用 5～7 天考虑停用，必要时间歇性应用。

5）扩容或利尿。

（1）仅用于明显低血容量、血液浓缩、严重低蛋白血症或严重贫血的患者。严重低蛋白血症（白蛋白＜20g/L）伴腹水、胸腔积液或心包积液者，可给予人血白蛋白，每次 10～20g 输注。必须配合使用呋塞米 20mg，iv。

（2）有以下情况可酌情利尿：

①全身性水肿、脑水肿、肾功能不全或输注人血白蛋白

后可予呋塞米 20mg，iv。

②急性左心衰竭或肺水肿时可予呋塞米 20～40mg，iv。

③脑水肿、颅内压增高时用 20％甘露醇 250ml，快速静脉滴注（半小时内滴完）。

（四）注意事项

（1）详细询问病史，重视临床表现及体征，住院期间对重度子痫前期患者每天测量体重、宫高及腹围。

（2）入院后立即完善辅助检查：当天必须追各项检查结果，若下班前未出结果，一定注意交接班。进行眼科会诊（眼底），必要时心内科会诊。进行头颅影像学检查和神经内科及神经外科会诊（已发生子痫或中枢神经系统异常者）。有条件者，建议检查自身免疫性疾病相关指标。

（3）重度子痫前期每三天复查一套检查（血常规、肝功、肾功、心肌酶谱），每周行一次胎儿超声检查。

（4）收缩压≥160mmHg 或舒张压≥110mmHg，下病重通知书；收缩压≥180mmHg 或舒张压≥120mmHg，下病危通知书。

（五）适时终止妊娠

1. 终止妊娠时机。

（1）妊娠期高血压、非重度子痫前期：37 周后可考虑终止妊娠。

（2）重度子痫前期：

①＜26 周建议终止妊娠。

②26～28 周根据具体情况决定是否行期待治疗。

③28～34 周（早发型）可在病情稳定前提下行期待治疗，同时用地塞米松或倍他米松磷酸钠促胎肺成熟，加强母儿监护。如经积极治疗 24～48 小时病情加重，或出现脏器

功能损害、胎儿宫内窘迫，应考虑终止妊娠。

④≥34周、胎儿成熟后，存在威胁母儿安全的并发症，或存在胎儿生长受限合并脐血流异常及羊水过少，考虑终止妊娠；≥37周积极终止妊娠。

（3）子痫：抽搐控制后即可考虑终止妊娠。

2. 终止妊娠方式。

（1）原则上阴道试产。

（2）宫颈不成熟、引产易失败或不能短时间内阴道分娩者，可放宽剖宫产指征。

（六）产后

1. 硫酸镁继续解痉至产后24～48小时，预防产后子痫。

2. 产后新发高血压伴头痛或视觉模糊应给予硫酸镁治疗至少24小时；收缩压/舒张压持续≥150/100mmHg，应进行降压治疗；收缩压/舒张压持续≥160/100mmHg，应在1小时内进行降压治疗。

3. 产后至少住院密切观察≥5天，产妇重要器官功能稳定后方可出院。

4. 产后产科和心内科共同随访，产后6周随访血压、蛋白尿及受损脏器功能恢复情况。

5. 观察血压至产后12周。

6. 根据VTE评分决定是否进行抗凝治疗。

二、妊娠期肝内胆汁淤积症

妊娠期肝内胆汁淤积症（intrahepatic cholestasis of pregnancy，ICP）是妊娠晚期出现的以皮肤瘙痒和胆汁酸增高为主的病变，可引起孕妇凝血功能异常及不能预测的胎儿突然死亡。发病率有明显的地域和种族差异，国内上海市、四川省发病率较高。

（一）入院长期医嘱

- 产科护理常规
- 一级护理
- 普食/糖尿病饮食/低盐低脂饮食
- 自数胎动
- 电子胎心监护，bid
- 地塞米松 6mg，im，bid×2d；或倍他米松磷酸钠 12mg＋灭菌注射用水（10 毫升/支）2ml，im，qd×2d（有早产可能时）
- 熊去氧胆酸 250mg，po，qid（根据病情及治疗效果调整剂量）
- 丁二磺酸腺苷蛋氨酸 1g＋5％ GS 250ml，ivgtt，qd（若有糖尿病可使用 NS）

（二）入院临时医嘱

- 血常规（急查）
- 尿常规＋沉渣定量
- 凝血（急查）
- 血型（微柱凝胶法）
- 血型单抗（不规则抗体筛查）
- 肝功
- 肾功
- 乙肝五项定量
- 输血三项（HIV/HCV/TP）
- 输血三项＋表抗（快检）（未建卡者加上此项）
- HEV（必要时）
- HAV（必要时）

- 电解质全套
- 血脂（CHO/TG/HDL/LDL）
- 心肌酶谱＋肌钙蛋白（高血压及先天性心脏病者查）
- 心电图
- 肝、胆、胰、脾彩超（必要时）
- 超声心动图及左心功能（高血压及先天性心脏病者查）
- 胎儿超声（常规检查）

（三）注意事项

1. 在诊断 ICP 之前，需排除其他肝脏疾病，特别是对母体危害极大的疾病，如妊娠期急性脂肪肝、HELLP 综合征、急性肝炎等。一定及时追回检验结果。

2. 病情交代一定要到位，特别是可能导致胎死宫内的病情。

3. 住院治疗标准。

（1）孕 38～39 周、门诊控制病情稳定的轻度 ICP。

（2）孕＞36 周的重度 ICP，病情控制欠佳，随时住院。

（3）ICP 伴有先兆早产。

（4）伴有产科并发症或有其他情况需立即终止妊娠者。

4. 一般处理。

（1）摄入低脂、易于消化的食物。

（2）适当休息，左侧卧位为主，以增加胎盘血流量，计数胎动。

（3）重视其他不良产科因素的治疗，如妊娠期高血压、妊娠期糖尿病的治疗。

5. 药物治疗：熊去氧胆酸、丁二磺酸腺苷蛋氨酸。

6. 产前使用维生素 K_1 可减少出血风险，肝酶水平升高者可加用护肝药物，如复方甘草酸苷针剂或片剂。

7. 每周至少复查一次肝功能，每两周至少复查一次彩超，根据病情适时复查羊水、脐血流等。

8. 产科处理：终止妊娠的时机及方法需综合考虑孕周、病情严重程度及治疗后的变化趋势，遵循个体化评估的原则。

1）ICP 孕妇终止妊娠的时机。

（1）轻度 ICP：孕 38～39 周终止妊娠。

（2）重度 ICP：孕 34～37 周终止妊娠，根据治疗反应、有无胎儿窘迫、是否双胎或合并其他母体并发症等因素综合考虑。

2）分娩方式。

（1）阴道分娩指征：

①轻度 ICP。

②无其他剖宫产指征。

（2）剖宫产指征：

①重度 ICP。

②既往有 ICP 病史并存在与之相关的死胎、死产、新生儿窒息或死亡史。

③胎盘功能严重下降或高度怀疑胎儿窘迫。

④合并双胎或多胎、重度子痫前期等。

⑤存在其他阴道分娩禁忌者。

三、早产

（一）入院医嘱

1. 长期医嘱：

• 先兆早产护理常规

• 一级护理

• 普食

- 自数胎动
- 留陪一人
- 产科电子胎心监护
- 胎心监测，6 次/天
- 倍他米松磷酸钠 12mg＋灭菌注射用水（10 毫升/支）2ml，im，qd；或地塞米松 6mg，im，bid×2d（必要时）
- 硝苯地平 10mg，po，q8h（必要时）
- 监测呼吸、尿量、膝反射（用硫酸镁时加上此项）

2. 临时医嘱：
- 血常规（成人）
- 尿常规＋沉渣定量
- 凝血
- 血型（微柱凝胶法）
- 血型单抗（不规则抗体筛查）
- 肝功
- 肾功
- 乙肝五项定量
- 输血三项（HIV/HCV/TP）
- 输血三项＋表抗（快检）（未建卡者加上此项）
- 电解质全套
- 血脂（CHO/TG/HDL/LDL）
- CRP，降钙素原（PCT）（必要时）
- 白带常规＋BV（阴道分泌物）
- 一般培养（宫颈管分泌物）
- 支原体培养及药敏试验（宫颈管分泌物）
- 衣原体检查（宫颈管分泌物）
- 淋病奈瑟菌检测（宫颈管分泌物）
- GBS 检测（阴道中下 1/3 及肛周拭子）

- 单核细胞增生李斯特菌检测
- 25%硫酸镁注射液 20ml（5g）＋NS 30ml，30 分钟内泵入（必要时）
- 25%硫酸镁注射液 80ml（20g）＋NS 500ml，1～2g/h（必要时）
- 胎儿超声（常规检查）（必要时）

（二）硫酸镁的使用

1. 孕 32 周前保护胎儿神经系统的用法。

1）负荷量：25%硫酸镁注射液 20ml（5g）＋NS 30ml，ivgtt，30 分钟内泵入。

2）维持量：

（1）若产程已启动，25%硫酸镁注射液 80ml（20g）＋NS 500ml，以 1g/h 滴入，直至宫口全开。

（2）若为医源性早产，25%硫酸镁注射液 80ml（20g）＋NS 500ml，以 1g/h 滴入 24 小时。

2. 抑制宫缩的用法。

1）负荷量：25%硫酸镁注射液 20ml（5g）＋NS 30ml，ivgtt，30 分钟内泵入。

2）维持量：25% 硫酸镁注射液 80ml（20g）＋ NS 500ml，以 1.5～2.0g/h 滴入，直至宫缩抑制后 4～6 小时，逐渐减量至 1.0g/h，到宫缩完全消失 12 小时后停用，24 小时总量不超过 30g，使用时应监测呼吸、尿量、膝反射，必要时检测血镁浓度。

3）血镁浓度：1.5～2.5mmol/L 可抑制宫缩，超过 2.5mmol/L 或不良反应严重者应考虑暂停硫酸镁滴入。

3. 注意事项。

1）用药期间检测尿量（＞1000ml/24h 较安全；＜400ml/24h 很危险）、呼吸、心率、膝反射、血镁浓度。

2）使用硫酸镁时，床旁应备有 10% 葡萄糖酸钙。如有中毒症状，立即用 10% 葡萄糖酸钙溶液 10ml（5～10 分钟）缓慢静推。

3）心脏病患者和肾功能不全患者使用硫酸镁要慎重，使用前一定要进行心肺听诊。

（三）抑制宫缩

1）钙通道阻滞剂：硝苯地平 10mg，q8h×48h，用药期间应注意监测血压。

2）前列腺素抑制剂：吲哚美辛用于孕 32 周前保胎，需在二线医生指示下用药。

首剂 50～100mg，然后 25mg，q6h×48h。

3）缩宫素受体拮抗剂：阿托西班，需在二线医生指示下用药。

（1）适应证。用于 18 岁以上、孕 24～33 周、胎儿心率正常的孕妇，在其规律宫缩达到 30 分钟 4 次以上、每次持续至少 30 秒，并伴宫颈扩张 1～3cm（初产妇 0～3cm）、宫颈管消失 50% 以上的时候使用。

（2）用法用量。初始计量为 6.75mg，静脉注射给药（1 支 0.9ml，7.5mg/ml，缓慢静推）。紧接着用 2 支大剂量（1 支 5ml，7.5mg/ml）＋NS 90ml，24ml/h 泵入，即 18mg/h 持续输注 3 小时。然后以 8ml/h 泵入，即 6mg/h，输注 45 小时。

整个疗程中，总剂量不宜超过 330mg，总持续治疗时间应不超过 48 小时。

（3）注意事项。本品禁用于下列孕妇：孕 <24 周或超过 ≥33 周者，孕 ≥30 周的胎膜早破者，对本品的活性成分或辅料过敏者。当无法排除胎膜早破的孕妇使用时，应该衡量延迟分娩的益处与潜在的绒毛膜羊膜炎的风险。

（四）促胎肺成熟

1）应用指征：孕 35 周以前。

2）剂量与用法。

（1）单疗程：地塞米松 6mg，im，q12h，共 4 次；或倍他米松磷酸钠 12mg＋灭菌注射用水（10 毫升/支）2ml，im，qd，共 2 次。即使已临产估计不能完成疗程也要给药。

（2）不主张多疗程使用，但若促胎肺成熟治疗 2 周后，仍存在 34 周前早产可能，可重复一个疗程。

（五）保胎期限

（1）宫缩无法抑制，宫颈扩张 4cm，难免早产，应停止保胎。

（2）若继续保胎威胁母体安全，应停止保胎。

（3）确定有宫内感染，应停止保胎。

（4）孕≥34 周停止保胎。

（六）分娩方式及产时处理

（1）分娩方式由产科指征决定。

（2）不提倡常规会阴侧切。

（3）不支持没有指征的阴道助产。

（4）＜32 周建议胎儿宫内转运。

（5）早产儿建议尽量延迟断脐。

四、妊娠剧吐

（一）入院长期医嘱

入院诊疗常规长期医嘱。

（二）入院临时医嘱

1. **常规医嘱**：普通妇科入院诊疗常规临时医嘱。

2. 特殊医嘱：关注尿量、尿酮体情况，一般于输液后复查。若静脉输注营养液，则至少每周复查血常规、肝肾功能、血脂、电解质。

（三）静脉补液原则

每日静脉补液量 3000ml 左右，以晶体液为主，如林格氏液、NS 等，维持每日尿量≥1000ml。

医嘱（例）：

• NS 500ml＋10％氯化钾注射液（10 毫升/支）15ml，bid（也可加钠钾镁钙液 500ml）；5％ GS 500ml＋VC 2g＋维生素 B_6（VB_6）0.2g

• 复方氨基酸 500ml，qd

• 脂肪乳 250ml，qd

连续禁食超过 1 周、无法进水者，可考虑配制静脉营养液。

（四）低钾血症的处理原则

补钾一定要注意见尿补钾。在血钾纠正到正常值之前，氯化钾注射液与 NS 配伍输注，纠正至正常后可与 5％ GS 配伍。

1. 钾生理需求量为 3~6g/d。10％氯化钾注射液规格为 10ml：1g，一般 10％氯化钾注射液 10~15ml 加入 500ml 5％ GS 中。呕吐明显时可增加至 6~8g/d。

2. 轻度缺钾：血清钾浓度 3.0~3.5mmol/L，全天补钾量为 6~8g，可食用含钾丰富的食物或口服氯化钾。

3. 中度缺钾：血清钾浓度 2.5~3.0mmol/L，全天补钾量为 8~12g。

4. 重度缺钾：血清钾浓度＜2.5 mmol/L，全天补钾量为 12~15g。

（五）低钠血症的处理原则

1. 根据血钠降低速度、程度及症状进行处理。

2. 分类。

（1）轻度低钠血症：血清钠浓度 130～135mmol/L。

（2）中度低钠血症：血清钠浓度 125～130mmol/L。

（3）重度低钠血症：血清钠浓度 <125mmol/L。

3. 补充。

（1）静脉输注含盐溶液或高浓度盐水，以纠正细胞外液低渗状态和补充血容量。

（2）方法：

血清钠浓度 <130mmol/L 时，先按钠总量的 1/3～1/2 补充。

公式：

应补钠总量（mmol）=［142-病人血钠（mmol/L）］×体重（kg）×0.5

医嘱（例）：

• 参考方案：NS 500ml，bid（轻度低钠血症）；3%氯化钠注射液 200～300ml（中重度低钠血症）

• 临床快速补充方案，血清钠浓度 <130mmol/L 时，10%氯化钠注射液 30ml+0.9%氯化钠注射液 100ml，静滴时间 >30 分钟，继之以 0.9%氯化钠注射液 500ml，缓慢静滴，视患者症状改善情况及复查情况调整剂量。

五、先兆流产

（一）入院长期医嘱

1. 常规医嘱：入院诊疗常规长期医嘱。

2. 特殊医嘱：一级护理、胎心监测（大于 12 周）。

（二）入院临时医嘱

1. 常规医嘱：入院诊疗常规临时医嘱。

2. 特殊医嘱。

1）化验检查项：增加 CRP 检测、PCT 检测、宫颈分泌物培养，以排除宫内感染风险。

2）硫酸镁：适用于孕≥24 周者，用法同早产部分硫酸镁使用方法，持续 48 小时即停。

3）促胎肺成熟治疗：适用于孕≥26 周、估计难免流产且要求抢救有生机儿者，地塞米松 6mg，im，bid×2d；或倍他米松磷酸钠 12mg＋灭菌注射用水（10 毫升/支）2ml，im，qd×2d。

4）保胎：可选择药物治疗（单一或联用）。

（1）硝苯地平 10mg，po，q6h 或 q8h（有宫缩者）。

（2）地屈孕酮 10mg，po，q8h（首剂 40mg）。

（3）黄体酮 40mg，im，qd。

（4）吲哚美辛 25mg，po，q6h×48h，首剂加倍（限孕16～32 周）。

（三）注意事项

1. 病情交代外：除常规病情交代外，要讲明有保胎失败的风险，住院保胎与在家保胎效果类似，但住院保胎相对容易监测，若发生意外情况，处理速度更快。

2. 住院时间：病情稳定后、无异常病情变化，3 日即可考虑出院观察。

六、稽留流产

（一）入院长期医嘱

普通妇科入院诊疗常规长期医嘱。

（二）入院临时医嘱

普通妇科入院诊疗常规临时医嘱。

（三）处理方式选择

1. 孕囊大小相当于孕 10 周及以下水平可选择直接清宫，有条件者亦可选择宫腔镜手术，以发现宫腔内有无息肉或粘连。

2. 孕囊大小超过孕 10 周水平，宜先服用药物引产，排出宫内组织后复查彩超，看是否需要二次清宫。药物使用方法如下：

通常使用米非司酮配伍米索前列醇引产。

（1）米非司酮 50mg，po，bid，首剂加倍，总剂量 200mg，共用药 2 天。

（2）米索前列醇 0.4mg，po，st，或 0.6mg 阴道给药，处理后第三天早晨 6 点若妊娠组织未排出，可追加 0.4mg，po，q3h；或 0.4mg，po，q6h，一天不超过 4 次。

3. 反复稽留流产者，建议做胚胎染色体检查，或根据产前诊断中心意见做相应的检查。

（四）出院注意事项

1. 清宫术后 1～2 周复查彩超（宫腔镜手术后可不复查彩超），可同时服用促宫缩药物，如米索前列醇等，以帮助子宫收缩。

2. 一定要对患者和家属进行健康教育，做好合理生育间隔的同时进行避孕指导，选择合理的避孕措施。

第四章　胎盘与胎膜异常

一、前置胎盘

前置胎盘指孕 28 周后胎盘覆盖子宫下段或子宫颈内口处，是产前出血的主要原因。按胎盘边缘与子宫颈内口的关系前置胎盘可分为两种类型：

1. 前置胎盘：既往的完全性和部分性前置胎盘。

2. 低置胎盘：指胎盘附着于子宫下段，胎盘边缘距子宫颈内口<20mm，包括既往的边缘性前置胎盘和低置胎盘。

（一）医嘱

1. 入院长期医嘱：

• 产科护理常规

• 一级护理

• 下病重

• 普食/糖尿病饮食/低盐低脂饮食

• 自数胎动

• 留陪一人

• 电子胎心监护，qd

• 记阴道流血量

• 地塞米松 6mg，im，bid×2d；或倍他米松磷酸钠 12mg＋灭菌注射用水（10 毫升/支）2ml，im，qd×2d

• 抑制宫缩（必要时）

2. 入院临时医嘱：

• 血常规（急查）

• 尿常规＋沉渣定量

• 凝血（急查）

- 血型（微柱凝胶法）
- 血型单抗（不规则抗体筛查）
- 肝功
- 肾功
- 乙肝五项定量
- 输血三项（HIV/HCV/TP）
- 输血三项＋表抗（快检）（未建卡者加上此项）
- 电解质全套
- 产科新入院
- 血脂（CHO/TG/HDL/LDL）
- 心肌酶谱＋肌钙蛋白（未建卡者、高血压及先天性心脏病者查）
- 合血
- 心电图
- 超声心动图及左心功能（未建卡者、高血压及先天性心脏病者查）
- 胎儿超声（常规检查）
- 胎盘磁共振成像（MRI）（必要时复查）

3. 术前医嘱：
- 拟定于明日行剖宫产术
- 备皮
- 暂禁食
- 术前导尿
- 中心静脉置管
- 双侧前内动脉球囊/腹主动脉球囊预置术（必要时）
- 双侧输尿管支架安置术（必要时）
- 头孢唑啉钠 2.0g＋NS 250ml，ivgtt，术前 30 分钟内用

4. 术后医嘱：

- 剖宫产术后护理常规/子宫切除术后护理常规
- 产科特级护理
- 禁食 6 小时后进流食
- 产科保留导尿
- 留陪一人
- 卜病重/病危
- 吸氧
- 持续心电、血压、血氧饱和度监测
- 记阴道流血量
- 记出入量（必要时记每小时尿量）
- 血常规（必要时复查）
- 凝血（必要时复查）
- 电解质（必要时）
- 肝功（必要时）
- 肾功（必要时）
- 心肌酶谱（必要时）
- 动脉血气（必要时）
- 奥美拉唑 40mg ＋ NS 100ml，ivgtt，＞30 分钟完成（出血量＞1000ml）
- 头孢呋辛 1.0g＋NS 250ml，ivgtt（手术时间＞3 小时或出血量＞1500ml）
- 根据失血量计划输血、输液量

（二）日常注意事项

（1）对于妊娠阴道流血孕妇首先评估生命体征（心率、血压、呼吸等）、阴道流血量，观察面色（是否为贫血面貌），如果孕妇阴道流血过量、生命体征不平稳，立即进入产科出血急救流程、一级剖宫产流程。

（2）对于生命体征平稳、少量阴道流血孕妇，明确阴道流血原因，禁止肛门检查，可使用窥阴器轻柔操作检查阴道，明确出血部位，建立静脉通道，进行彩超检查明确胎盘情况。

（3）对于首次入院孕妇请上级医生评估病情。

（4）夜间一次性出血＞50ml，汇报住院总医生，住院总医生必须床旁查看孕妇；出血＞100ml，二线医生床旁查看孕妇；孕＞32周、一次性出血＞300ml并伴有活动性出血孕妇，应积极终止妊娠。

（5）了解子宫大小、有无宫缩、有无板状腹、子宫有无压痛、胎位情况、胎心等，均需记录。

（6）一般处理：适当休息，供给高膳食纤维饮食，以避免便秘。密切监测孕妇的生命体征及阴道流血情况。常规进行血常规、凝血功能检测并备血。监护胎儿情况，包括胎心、胎儿生长发育情况等。

（7）孕期应注意预防和纠正贫血：补充铁剂，维持 Hb ≥110 g/L、血细胞比容（Hct）≥30%。

（8）有先兆早产症状者，可考虑使用宫缩抑制剂48小时，以利于完成糖皮质激素治疗。

（9）糖皮质激素的使用：对于孕37周前、有阴道流血的前置胎盘孕妇，予以糖皮质激素促胎肺成熟；对于有早产高危因素的孕妇，可在孕34周前做好促胎肺成熟的准备。

（10）预防血栓：对于长期住院需卧床的孕妇，血栓栓塞的风险增加，要注意防范，可给予气压治疗。

（11）MRI检查：对于孕32～34周的前置胎盘孕妇，均需做MRI检查以了解胎盘情况。评估胎盘附着部位、有无植入、植入的深度与面积、宫旁侵犯情况、与周围器官的关系等。

（12）终止妊娠的时机：终止妊娠的时机取决于孕周、胎儿大小、阴道流血情况、胎盘植入的深度、是否合并感染、是否已临产、妊娠期合并症及并发症等诸多因素，应根据产前症状个体化确定终止妊娠时机。

（三）特别注意事项

1. 术前注意事项。

（1）强调多学科合作：完善术前检查。联合麻醉科、手术室、ICU、检验科、输血科、泌尿外科、超声影像科、妇科及新生儿科等多学科共同救治，确保手术期间血制品、止血药物等备齐，并行预防性抗感染治疗。可能涉及子宫切除的孕妇需全院多学科讨论，并报备医务部。

（2）术前再次超声检查：了解胎儿情况、胎盘附着的部位及有无植入，协助评估和制订手术方案。

（3）术前充分医患沟通：告知手术风险、手术方案的设计以及备用手术方案、大量用血的可能，并签署子宫切除术的知情同意书。

（4）若术前考虑为前置胎盘并胎盘植入，根据胎盘植入情况，考虑进行介入治疗（如双侧前内动脉球囊/腹主动脉球囊预置术）。

（5）若胎盘植入膀胱，应请泌尿科会诊，进行膀胱镜检查和双侧输尿管支架安置术。

（6）术前血液制品的准备：术前应评估术中出血风险，常规准备 2U 红细胞悬液。若出血风险大，可以准备 6U 红细胞悬液、600ml 新鲜冰冻血浆。甚至可以准备一个大量输血包，包括 10U 红细胞悬液、1000ml 新鲜冰冻血浆、10U 冷沉淀血小板、纤维蛋白原、凝血酶原复合物等，必要时准备自体血回输。

（7）手术人员的安排：安排 3~4 名对前置胎盘有丰富

处理经验的治疗组人员台上手术，1~2名医务人员在手术室内负责观察、记录、沟通、汇报、协调。检查可能使用的沟通记录单、输血治疗单、病危通知单等是否齐全，并放在病历中备用。

（8）术前常规全科讨论、集体阅片，对风险极高、手术难度极大的，或预计需要切除子宫的手术，术前向医务部报备。

2. 术中注意事项。

（1）麻醉方式：根据孕妇情况选择麻醉方式，包括持续硬膜外麻醉、腰硬联合麻醉及经气管全身麻醉。

（2）建议由有经验的产科医生和麻醉科医生共同进行手术。

（3）腹部切口的选择：术前充分评估胎盘附着的部位及胎位、胎盘有无植入等情况，谨慎选择皮肤切口。如为横产式、先露高浮、有胎盘植入者，推荐使用下腹部正中纵切口，必要时绕脐向上延长；如为纵产式、先露较低，胎盘主要位于后壁，向前覆盖子宫颈内口，宫颈管长，前壁胎盘不对称附着，可选择下腹部横切口。

（4）子宫切口的选择：原则上应满足以下各项要求：

①尽可能避开胎盘，以免导致胎儿失血和增加孕妇失血。

②安全、迅速地娩出胎儿。

③为便于术后止血，术中应充分考虑胎盘的附着部位、胎位等情况，灵活选择子宫切口。

（5）止血措施：胎儿娩出后，立即用止血带捆扎子宫下段。同时使用宫缩剂，待子宫收缩后剥离胎盘，避免暴力，尽量完全娩出胎盘。对于剥离面出血，应灵活采用各种缝合止血技术，同时配合采用各种子宫血管缝扎及血管栓塞术。

（6）在手术过程中要注意孕妇手术野的失血及阴道流血情况，配合麻醉科医生随时了解孕妇生命体征，切勿为了挽救子宫而忽视出血量。采取各项止血措施均无效时应果断切除子宫。

（7）术中出血量达 1500ml，或需要进行子宫切除时需向科主任及医务部汇报，必要时启动医院急救绿色通道。

（8）低置胎盘阴道试产注意事项：

①低置胎盘孕妇在进行阴道试产时，一定要做好行紧急剖宫产和输血的准备。进入产房前建立至少两条大静脉通道，准备 2U 红细胞悬液，备足血源，严密监测下行阴道试产。需充分与孕妇及家属沟通分娩方式及风险。若产程进展不顺利，或有活动性出血、短期内不能经阴道者应立即改行剖宫产。

②胎盘处理要点：尽早使用针对子宫下段收缩的药物，如卡前列素氨丁三醇注射液、马来酸麦角新碱注射液等。如胎盘自娩困难，或出血增多，应立即呼救，需在充分输血、输液的情况下人工剥离胎盘，若怀疑胎盘植入情况严重，需转入手术室进一步处理，行子宫按压、宫腔填塞等措施控制出血。如经以上处理仍不能止血，应果断采取手术操作、介入治疗，甚至行子宫切除术等措施止血。

二、胎膜早破

临产前胎膜早破为常见的分娩并发症，发病诱因包括：绒毛膜羊膜炎，胎膜发育不良，腹压急剧增加，胎位异常、骨盆狭窄、头盆不称引起的前羊膜囊内压力不均、宫内压力异常增高等。

（一）入院长期医嘱

• 胎膜早破护理常规

- 一级护理
- 普食/糖尿病饮食/低盐低脂饮食
- 自数胎动
- 电子胎心监护，qd
- 清洗外阴，bid
- 地塞米松 6mg，im，bid×2d；或倍他米松磷酸钠 12mg＋灭菌注射用水（10 毫升/支）2ml，im，qd×2d
- 头孢唑啉钠 2g＋NS 250ml，ivgtt，q12h
- 阿奇霉素 0.5mg，po，qd×3d

（二）入院临时医嘱

- 血常规（急查）
- CRP，PCT（必要时）
- 尿常规＋沉渣定量
- 凝血（急查）
- 血型（微柱凝胶法）
- 血型单抗（不规则抗体筛查）
- 肝功
- 肾功
- 乙肝五项定量
- 输血三项（HIV/HCV/TP）
- 输血三项＋表抗（快检）（未建卡者加上此项）
- 电解质全套
- 血脂（CHO/TG/HDL/LDL）
- 心肌酶谱＋肌钙蛋白（高血压及先天性心脏病者查）
- 白带常规＋BV（默认阴道分泌物）
- 一般培养（宫颈管分泌物）
- 支原体培养及药敏试验（宫颈管分泌物）
- 衣原体检查（宫颈管分泌物）

- GBS 检测（阴道中下 1/3 及肛周拭子）
- 淋病奈瑟菌检测（宫颈管分泌物）
- 心电图
- 超声心动图及左心功能（高血压及先天性心脏病者查）
- 胎儿常规彩超
- 头孢唑啉钠 2g＋NS 250ml，ivgtt，q12h

（三）注意事项

1. 破膜后观察内容：立即听胎心、观察羊水性状、明确有无宫缩。取头低臀高位卧床休息。监测母体心率、体温，明确子宫有无压痛等。若发现胎心异常，立即行阴道检查判断有无脐带脱垂。

2. 每日病程记录应有上述指标的描述，包括阴性症状及体征。

3. 胎膜早破是否保胎取决于孕周、胎儿成熟度和羊膜腔感染情况。关于孕周：<24 周不予保胎；24～27^{+6} 周在与孕妇及家属充分沟通、充分讲明风险后并仍要求保胎者，可签字后予以保胎治疗；≥28 周常规保胎治疗。

一旦胎儿肺成熟、孕≥34 周（不应超过 35 周）、发现临床感染征象或胎儿窘迫等，应停止保胎，积极终止妊娠。

4. 每 3 日复查 1 次血常规、CRP、PCT，如有异常，随时复查。

5. 每周行彩超检查以了解羊水情况及胎儿宫内发育情况。

6. 促胎肺成熟治疗：建议孕 26～34 周、排除感染者，可单疗程使用地塞米松或倍他米松磷酸钠行促胎肺成熟治疗。

7. 抗生素治疗。

（1）孕<35 周的胎膜早破者选用头孢唑啉钠 2g＋NS 250ml，ivgtt，q12h，治疗 7 天。同时加用阿奇霉素 0.5mg， po，qd×3d 预防感染。如上述药物皮试阳性可用头孢曲松钠 2g，ivgtt，qd×7d；也可考虑哌拉西林他唑巴坦钠 4.5g，ivgtt，q8h×7d。

（2）孕≥35 周、不需要保胎的胎膜早破者选用头孢唑林钠预防感染。

（3）顺产后没有感染征象的产妇停用抗生素。

（4）剖宫产术后使用 24 小时后停药。

8. 终止妊娠。

（1）孕≥35 周、头位破膜超过 12 小时者，用抗生素预防感染并终止妊娠。若宫颈条件不成熟，可使用地诺前列酮栓促宫颈成熟后再终止妊娠。

（2）一旦出现宫内感染，不考虑孕龄立即终止妊娠。不能短时间内阴道分娩者行剖宫产终止妊娠。术前静滴抗生素，术后继续抗生素治疗。

（3）有条件者术时取羊水做细菌培养及药敏试验。胎盘送病理检查，新生儿出生后，采脐动脉血做血气分析。

第五章　分娩期并发症

一、顺产产后出血

（一）产程中多次评估，及时发现高危因素

1. 高危因素。

（1）子宫收缩乏力：

①全身因素。产妇精神过度紧张、对分娩恐惧、体质虚弱、高龄、肥胖、合并慢性全身性疾病。

②产科因素。产程延长使体力消耗过多、前置胎盘、胎盘早剥、妊娠期高血压、宫腔感染等。

③子宫因素。膨胀过度：多胎妊娠、羊水过多、巨大儿；子宫肌壁损伤：瘢痕子宫、子宫肌瘤术史、产次过多、多次宫腔操作史；子宫病变：子宫肌瘤、子宫畸形、子宫肌纤维变性等。

④药物因素。临产后过多使用镇静剂、麻醉剂或宫缩抑制剂等。

（2）胎盘因素：胎盘滞留、胎盘植入、胎盘部分残留。

（3）软产道裂伤：阴道手术助产、巨大儿、急产、软产道静脉曲张、外阴水肿、软产道组织弹性差。

（4）凝血功能障碍：原发性血小板减少、再生障碍性贫血、肝脏疾病、胎盘早剥、死胎、羊水栓塞、重度子痫前期等。

2. 对于有高危因素的孕妇，病房、产房应做好病情交接，产房做好预防产后出血的预案。

（二）产后出血的处理

1. 及时发现产后出血，准确计量出血量。

2. 呼叫产科出血团队，启动危重孕产妇院内急救流程。

（1）人员指定：明确人员分工，明确抢救团队组长、记录员、抢救护理组组长。

（2）专人记录内容：累计出血量、生命体征、报告检查危急值等。

3. 抢救流程。

阶段 1：阴道分娩出血量≥400ml，且出血尚未控制，启动产后出血一级预警。

1）呼叫：主治医生（白班）或住院总医生（夜班）、本班护理组组长等，由组长调配护理人员。

2）沟通：住院医生与产妇和家属沟通。

3）保暖、吸氧（确保血氧饱和度＞95％）。

4）建立上臂大的静脉通路（16G 或 18G），增加静脉补液（不含缩宫素的晶体液）。

5）寻找病因，对症处理。

（1）按摩子宫，了解子宫收缩情况。75%～80%产后出血系子宫收缩乏力导致。

（2）药物治疗。

①缩宫素 10～20U＋林格氏液 500ml，125～250ml/h 静脉滴注。应用缩宫素相对安全，但大剂量应用时可引起高血压、水中毒或心血管系统不良反应。快速静脉注射未稀释的缩宫素可导致低血压、心动过速或心律失常，禁忌未稀释使用。因缩宫素有受体饱和现象，无限制加大用量反而效果不佳，并可出现不良反应，故 24 小时总量应控制在 60U 以内。

②卡贝缩宫素 100μg 静滴。

③卡前列素氨丁三醇注射液 250μg，im，15～90 分钟可重复使用，总量不超过 2mg，且不建议连续使用超过 2 天。3 分钟起作用，30 分钟达作用高峰，可维持 2 小时。哮喘、心脏病和青光眼者禁用，高血压者慎用。常见不良反应有暂时性的呕吐、腹泻等。

④马来酸麦角新碱注射液 0.2mg，im（2～4 小时可重复使用，最多 5 次）。

（3）胎盘因素。

①胎盘残留：B 超监视下清宫，必要时开腹行宫腔探查。

②胎盘粘连：人工剥离、刮宫。

（4）软产道裂伤：手术室或产房良好照明下麻醉缝合裂伤，清除血肿，考虑子宫下段破裂者尽快剖腹探查。

（5）凝血功能障碍：补充新鲜冰冻血浆、冷沉淀、凝血酶原复合物、血小板等。

6）安置保留导尿管，记录尿量。

7）行血常规检查、凝血检查、动脉血气分析，备血，抽合血做好输血前准备，必要时彩超。

8）监测：

①急性出血期应，每5分钟监测1次生命体征，包括血氧饱和度和意识水平。出血停止或者减慢后可适当延长监测期限。

②每15～30分钟计算1次累计出血及尿量，出血停止或者减慢后可适当延长监测期限。

9）医嘱。

①长期医嘱：

• 产科保留导尿管

• 记尿量

• 持续心电监护

②临时医嘱：

• 面罩吸氧

• 林格氏液 500ml，ivgtt

• 血常规

• 凝血检查（三紫一蓝一黄）

• 合血

• 缩宫素 10U

• 林格氏液 500ml，ivgtt，st

• 卡前列素氨丁三醇注射液 250μg，im（15～90分钟可重复，总量不超过 2mg）

• 卡贝缩宫素 100μg，iv，st

• 马来酸麦角新碱注射液 0.2mg，im（2～4小时可重复，最多5次）

注意：检查入院后是否有血型、合血、输血九项结果（抽血备用，不下医嘱）。

阶段2：持续性出血（估计失血量达到500~1000ml）。启动产后出血二级预警。

1）呼叫：病区医疗组组长（白班）或值班二线医生（夜班）；科室护士长（白班）或值班护士长（夜班）；麻醉科医生等。

2）分工：

（1）病区医疗组组长或值班护士长主持抢救。住院总医生与产妇和家属沟通，一名住院医生负责记录药物使用、病情变化及下医嘱，一名住院医生参与抢救。

（2）护士长调配护理人员：内巡回及治疗人员各1名：输血、输液、配合医生施行抢救措施。外巡回人员1名：保证抢救药品、物品供应，血制品（需要时）快速到位。

3）生命体征稳定及实验室检查结果稳定于正常范围内时：

（1）下病重。

（2）建立第二个静脉通路（16G或18G）。

（3）对症治疗：

①按摩子宫。

②药物治疗同阶段1。

③球囊填塞宫腔。放置前确认有无胎盘残留、软产道裂伤和血管性出血。

将Bakri球囊穿过宫颈管和子宫内口，直到宫底部。用无菌水充盈球囊300~500ml，于阴道后穹窿填置纱布，安置成功后应及时记录球囊安置操作记录，与患者和家属沟通病情，并签字。继续观察产后出血情况。留置24~48小时后于产房取出球囊，取球囊时，输入缩宫素加强宫缩，取膀胱截石位，常规会阴消毒后取出阴道填塞纱布，旋转活塞令充盈液体自然缓慢流出，液体排空后，将球囊经宫颈口从阴道轻轻抽出，取出后监测产妇生命体征及阴道出血情况，待病情稳定后与患者和家属沟通病情，转回病房休息。

④如果考虑选择性栓塞，应尽早呼叫放射科团队。

（4）急诊实验室检查：血常规、凝血功能、动脉血气分析、D-二聚体、肝肾功能、电解质。

（5）每 5～10 分钟记录并宣布 1 次生命体征、血氧饱和度、累计失血量、尿量。

4）出血超过 1000ml 时：

（1）通知检验科准备取血，做好输血准备。为输血准备相关用具和加热设备。

（2）转手术室继续抢救，通知麻醉科医生及手术室准备。

（3）为预防应激性溃疡，予奥美拉唑 40mg＋NS 100ml，30 分钟以上静脉滴注，每日一次，连续两天。

（4）如果输注大于 4U 的红细胞悬液，提前考虑输新鲜冰冻血浆。

5）医嘱：

①长期医嘱：

• 下病重

• 记出入量

• 记阴道流血量

• 记每小时尿量

②临时医嘱：

• 小抢救

• 血常规

- 凝血功能
- 血型（若入院未查，必查）
- 配血（若入院未查，必查）
- 输血九项（若入院未查，必查）
- 林格氏液 500ml，ivgtt
- 缩宫素 20U
- 林格氏液 500ml，ivgtt
- 卡前列素氨丁三醇注射液 250μg，im（15～90 分钟可重复使用，总量不超过 2mg）
- 卡贝缩宫素 100μg
- 马来酸麦角新碱注射液 0.2mg，im（2～4 小时可重复使用，最多 5 次）

③出血超过 1000ml 伴持续性出血的临时医嘱：

- 动脉血气分析
- 抗生素（根据入院皮试结果及过敏史预防性用药：头孢唑林钠 2.0g＋NS 100ml，ivgtt）
- 奥美拉唑 40mg＋NS 100ml，ivgtt，给药 30 分钟以上，qd×2d（预防应激性溃疡）
- 氨甲环酸 1.0g＋NS 100ml，ivgtt，st

④安置宫腔球囊。

长期医嘱：

- 记宫腔引流量

临时医嘱：

- 拟宫腔球囊填塞术

⑤取宫腔球囊医嘱：

- 拟宫腔球囊取出术
- 缩宫素 10U ＋林格氏液 500ml，ivgtt

阶段 3：持续性出血（估计失血量≥1500ml），启动产后出血三级预警。

启动危重患者抢救流程。

1）下病危。

2）呼叫：科主任（白班）或值班三线医生（夜班）；护理部主任（白班），科室护士长（夜班）；医务科科长或住院总医生（夜班），麻醉科医生。

科主任主持抢救，医务科科长（总值班）协调各辅助科室配合抢救，联系 ICU 协助抢救，二线医生或科主任负责及时和家属沟通。

3）转手术室继续抢救，多学科团队协助抢救。

（1）继续抗休克和病因治疗。快速补液，立即建立至少2 个大静脉通道（16G 或 18G），每个通道输入晶体液 1L，最初 15～20 分钟可快速输入 1L，在第 1 小时内至少输入 2L，输液 20～30 分钟后评估休克有无改善，如有改善则以 1L/（6～8）h 速度静脉滴注晶体液。

（2）如有必要且条件允许时合理转诊。

（3）早期输血及止血复苏。

（4）呼吸管理、容量管理。

（5）弥散性血管内凝血的治疗。

（6）使用血管活性药物。

（7）纠正酸中毒。

（8）应用抗生素。

（9）必要时行子宫动脉栓塞术或子宫切除术。

（10）重要脏器功能保护。

（11）重症监护。

4）医嘱。

①长期医嘱：

• 下病危

②临时医嘱（其他用药由麻醉科医生下医嘱）：

• 拟剖腹探查术

• 血常规

• 凝血检查

• D-二聚体

• 肝功

• 肾功

• 电解质

• 配同型（血型及种类）：包括红细胞悬液、新鲜冰冻血浆、冷沉淀、血小板等血制品

• 输同型（血型及种类）：包括红细胞悬液、新鲜冰冻血浆、冷沉淀、血小板等血制品

• NS 100ml

• 根据 pH 值纠酸，首次碳酸氢钠溶液 125ml，ivgtt

（三）产科备血、合血、输血制度

1. 备血。

1）常规备血条件。

（1）拟行剖宫产。

（2）既往有产后出血史。

（3）贫血（Hb<100g/L），血小板减少（血小板<80×10^9 个/升），凝血功能异常［凝血酶原时间（PT）、活化部分凝血活酶时间（APTT）增高，但<1.5 倍正常值］。

（4）合并产后出血高危因素：巨大儿，多胎妊娠，羊水过多，妊娠合并子宫肌瘤（≥5cm^2），妊娠合并肝脏疾病，产前使用宫缩抑制剂，死胎，胎盘早剥，急性脂肪肝及HELLP综合征等。

（5）产前出血>200ml，产时出血>500ml，晚期产后出血>500ml。

2）备血流程。

（1）入院时医生开"备同型血"医嘱。护士打印条码，单独采血，合血、采血登记本双签字。将血标本送至血库，双方核对签字，输血科保存血标本备用。

（2）每间隔 3 天备血 1 次（流程同上）。

2. 合血。

1）常规合血条件：

（1）前置胎盘。凶险性前置胎盘；前置胎盘伴胎盘粘连或植入；Hb＜100g/L。

（2）产时出血＞1000ml，晚期产后出血＞1000ml。

（3）严重胎盘早剥。

（4）Hb＜90g/L 或 Hct＜20％，血小板＜50×10^9 个/升，凝血功能异常（PT、APTT＞1.5 倍正常值）。

2）合血流程：入院时医生开"合血＋配血"医嘱。打印输血申请单，填写红黑双联申请单。护士打印条码，单独采血，合血、采血登记本双签字。电话通知血库，送血标本、血液及红黑双联申请单至血库。血库交叉配血完成后电话通知医护人员。

3. 输血。

1）常规输血条件：

（1）Hb＜70g/L，血小板＜50×10^9 个/升，凝血功能异常（PT、APTT＞1.5 倍正常值）。

（2）急性失血＞1000ml 伴持续活动性出血，或出现失血性休克表现：心率＞120 次/分，收缩压＜90mmHg。

2）输血流程：

（1）对于已备血的孕妇。

①若备血时间≤3 天：医生开"配血"医嘱，打印输血申请单，填写红黑双联申请单。电话通知血库，送血液及红

黑双联申请单至血库。血库就之前保存的血标本进行交叉配血，完成后电话通知医护人员取血。医生打印填写取血单。护士携取血单至血库取血。

②若备血时间>3天：医生开"合血＋配血"医嘱，打印输血申请单，填写红黑双联申请单。护士打印条码，单独采血，合血、采血登记本双签字。电话通知血库，送血标本、血液及红黑双联申请单至血库。血库交叉配血完成后电话通知医护人员取血。医生打印填写取血单。护士携取血单至血库取血。

（2）对于已合血的孕妇。医生打印填写取血单。护士携取血单至血库取血。

（3）输血前：

①签署输血同意书、病情沟通书。

②检查是否完善输血九项、血型的检查。

③护士告知医生血型及取血量；医生开"输血"医嘱。两名护士或一名护士、一名医生床旁核对输血信息无误后实施输血。护士将输血内容记录在护理输血安全记录表上。医生完成输血记录，开"血常规"医嘱，第二日复查。

（4）输血后：

①复查血常规、凝血功能。

②完善病程记录：包括输血记录、不良反应及输血疗效分析。

③若有输血不良反应，及时上报。

（5）输血医嘱：

• 输同型（血型及种类），核实输血信息无误

• NS 100ml

3）输血量：

（1）若输入红细胞悬液4～5U时，准备输注新鲜冰冻血

浆，12～15ml/kg，维持 PT、APTT 均小于 1.5 倍正常值，尽量维持纤维蛋白原大于 2.0g。

（2）血小板<$50×10^9$个/升，或输血量达到患者 2 倍血容量时，或输血量大于 18U，或血小板<$75×10^9$个/升且仍有出血，需输血小板，维持血小板在 $75×10^9$个/升以上。

二、肩难产

1. 定义：肩难产指胎头娩出后，胎儿前肩被嵌顿于耻骨联合上方，用常规助产方法不能娩出胎儿双肩。

2. 高危因素：巨大儿（或预估体重≥3500g，腹围≥36cm）、妊娠期糖尿病、过期妊娠、孕妇骨盆结构异常、前次肩难产、产程异常（如第二产程延长、活跃期延长等）、手术阴道助产（产钳助产、负压胎头吸引）。

3. 对母儿的影响：

（1）对母体的影响。产后出血，严重的软产道裂伤（如出现Ⅲ度或Ⅳ度会阴裂伤，阴道、宫颈、子宫下段裂伤），子宫破裂，生殖道瘘及产褥感染。

（2）对新生儿的影响。臂丛神经损伤、锁骨骨折、肱骨骨折、窒息，甚至颅内出血、神经系统异常，造成新生儿死亡。

4. 诊断：胎头娩出后，胎颈回缩，胎儿颏部紧压母体会阴，胎肩娩出受阻，排除胎儿畸形即可诊断肩难产。

5. 急救流程：

参与人员：接生人员、巡回护士、二线医生、新生儿科医生、一线医生、住院总医生。

肩难产急救流程见图 3。

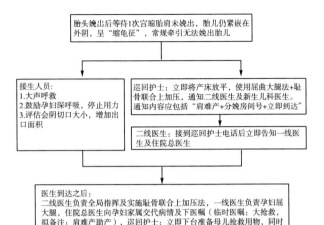

图3 肩难产急救流程

注意：头肩娩出时间小于8分钟是安全的，操作顺序不是固定的，合理有效地使用每一个操作，尽快解脱嵌顿的肩膀才是成功的关键。

具体操作方式说明：

1. 屈大腿法（McRoberts法）＋耻骨联合上加压法：加压者协助产妇大腿屈曲并压向其腹部，负责耻骨上加压，加压前询问胎肩方位，站在胎肩背侧，手的姿势同心肺复苏,作用力应能使前肩内收,一开始持续用力,也可以震动样用力,进行 30~60 秒。接生者与加压者配合牵引和加压。

2. 四肢着地法(Gaskin 法):产妇翻转至双手及双膝着地,轻柔地向下牵引后肩或向上牵引前肩,此体位在重力作用下可造成骨盆径线改变,形成更大的阴道空间,以解除胎肩嵌顿状态。

3. 牵后臂娩后肩法:术者涂抹凡士林后手沿产妇骶骨伸入阴道,握住胎儿后上肢(或胎手),使其肘关节屈曲于胸前,以洗脸的方式协助后肩娩出。后肩为右肩则术者进右手,后肩为左肩则术者进左手。忌抓胎儿上臂,以免造成肱骨骨折。

4. 旋肩法(Woods 法):术者以食指、中指伸入产妇阴道,紧贴胎儿后肩的背面,将后肩向侧上旋转,助产者协助将胎头同方向旋转,至后肩旋转至前肩位置时娩出。Rubin法为反向 Woods 法:术者以食指、中指沿骶凹进入阴道,放在胎儿后肩锁骨前方,向胎背侧用力,将胎肩旋转 180°,后肩变前肩娩出。

5. 极端手法:指当以上方法均无效时,可采用的极端方法。

(1)断锁骨法。食指向外在锁骨上窝处勾断胎儿锁骨,缩小双肩径,娩出胎肩。

(2)经腹切开子宫,经子宫将前肩从耻骨联合上方松脱,协助胎儿经阴道娩出。仅用于难以处理的灾难性肩难产。

第二篇　妇科

第一章　普通妇科患者入院诊疗常规

（一）入院长期医嘱

- 妇科护理常规
- 二级护理
- 普食/低盐饮食/糖尿病饮食（针对不同合并症）
- 碘伏擦洗会阴、阴道
- 记阴道流血量（阴道流血者查）
- 测血压，q2h/q4h（血压高者查）
- 无渣饮食（大型手术肠道准备）

（二）入院临时医嘱

- 妇科检查
- 一般专项护理
- 营养风险筛查测评
- 血常规（成人）
- 尿常规+沉渣定量
- 肝功
- 肾功
- 血糖
- 乙肝五项定量

- 输血三项（HIV/HCV/TP）
- 输血三项+表抗（快检）
- 血型（微柱凝胶法）
- 电解质全套
- 凝血
- 血型单抗（不规则抗体筛查）
- 尿人绒毛膜促性腺激素（HCG）（已有血 HCG 结果者不查，第一次查血 HCG 和孕酮）
- 心电图
- 数字化摄影（DR）（胸部正侧位，妊娠者不做此项，宫外孕有生育要求的不做此项）
- 肝、胆、胰、脾、肾彩超
- 动态心电图（心电图发现严重心律失常或是其他异常需要者查）
- 糖化血红蛋白（糖尿病者查）
- 血脂（糖尿病、肥胖、高血压者查）
- 肿瘤标志物（盆腔包块、绝经后异常出血、高龄、卵巢囊肿者查）
- 心脏彩超（高血压、60 岁以上、中重度或慢性贫血者查）
- 肺功能（查体异常、有吸烟史、有肺部疾病、60 岁以上者查）
- 薄层液基细胞学检查（取液基细胞，已有结果者不查、1 年内查无异常者不查）
- 人乳头瘤病毒检查（年龄大于 30 岁者查、已有结果者不查、1 年内已查无异常者不查）
- 腹部平片（畸胎瘤、节育环嵌顿、原发不孕者查）
- 盆腔 MRI 平扫+增强、全腹计算机断层扫描（CT）

平扫＋增强、胸部 CT（恶性肿瘤患者查）

（三）入院病史询问要点

（1）详细询问病史。

（2）现病史重点为疾病相关症状及转归。

（3）重点询问既往重大疾病史、手术史（特别是手术方式、愈合情况、术后并发症）、输血史、血管疾病史、肝炎及结核病史，注意现有内科疾病及治疗，明确询问高血压、心脏病、哮喘、支气管炎、肾炎、甲状腺功能异常、近期抗凝血药物及 1 年内糖皮质激素使用情况等）。高血压服药患者，须了解具体服药类型和剂量，若用利血平或复方降压制剂，则至少停用该类药物 2 周，并到心内科调整降压药。

（4）系统回顾的重点在消化、泌尿、内分泌系统相关疾病。

（5）是否置环、末次月经后有无同房。

（6）吸烟史、家族史（特别是家族中卵巢癌、子宫内膜癌、结直肠癌、乳腺癌的发病情况），对生殖道发育异常患者应详细询问家族遗传史。

（四）入院查体要点

（1）内科查体重点为心、肺、腹部，切记一定要做心、肺听诊。肥胖患者应计算体重指数（BMI）［BMI＝体重（kg）／身高（m^2）］，其他查体根据病史进行。

（2）专科查体应与上级医生沟通后详细描述。

①外阴：发育情况、婚产史、阴毛量和分布情况；有无畸形、水肿、皮炎、溃疡、赘生物、肿块；皮肤颜色、软硬度、厚度；阴蒂长度，有无肥大、水肿；尿道旁腺和前庭大腺有无肿胀、脓性分泌物（应涂片和培养）。

②阴道：是否通畅，黏膜情况（颜色、弹性、光滑度），

有无阴道隔或双阴道等先天畸形，是否有溃疡、肿物、膨出、异物、瘘管，穹窿部有无撕伤，阴道分泌物量、颜色、性状及气味。

③宫颈：大小、颜色、硬度、外口形状，有无宫颈延长、脱垂、糜烂、裂伤、外翻、息肉、囊肿、肿块、接触性出血、摇举痛、宫颈口扩张及宫颈后方痛性结节。

④子宫：位置、大小、形状、光滑度、硬度、活动度，是否有压痛。

⑤附件：肿块情况（位置、大小、形状、质地、光滑度、囊性或实性、活动度、有无压痛、与子宫和盆壁的关系），有无增厚、压痛。左右分别记录，三合诊或肛腹诊要注明。

⑥宫旁组织：是否有增厚、弹性改变、结节，与盆侧壁关系。

（五）病程记录注意事项

1. 入院后及时书写首次病程记录（入院8小时内），根据患者病情制订诊疗计划，不要套用模板。

2. 日常病程：

（1）新入院患者要有连续3天的病程记录。

（2）主治医生查房：入院48小时内完成，每周不少于2次；副高及以上医生查房：入院72小时内完成，每周不少于1次；依次完成三级医生查房。

（3）术前、术后要有主刀医生查房，术后要有连续3天的病程记录，包括主刀医生及上级医生查房记录。

（4）病重患者至少1天1次病程记录；病危患者至少一天2次病程记录；病情不稳定者，随时记录。

（5）病情变化记录、危急值记录、会诊记录、抢救记录、操作记录、输血记录、输血疗效分析、病理报告等完成后要及时完善。

(6) 子宫全切及以上的四级手术、疑难病症手术及多学科讨论手术要写术前讨论记录。

(7) 做重大检查(如 CT、MRI 等)前,需在病程记录里完善检查的原因,检查后在病程记录里完善结果分析、处理方案等。

(8) 连续住院超过 1 个月要有阶段小结,1 月内的转入、转出记录可代替阶段小结。

(六)出院病历质控

1. 常规质控内容。

(1) 出院证明中要完善术后病理检查申请单的填写;出院带药要记录详细的开始服用时间、服用药物剂量、次数;化疗患者应计算好下次入院时间及用药时间。

(2) 易漏填项:入院途径、出院诊断、输血项目;老年和肿瘤患者在院期间行 CT、超声心动图、MRI 等的检查情况;入住 ICU、使用抗生素情况。

(3) 易填错项:术前使用预防性抗生素未填正确、病种未纳入临床路径管理(如子宫肌瘤、卵巢囊肿、子宫内膜息肉等入院时需纳入临床路径)、误勾选一类切口的预防性抗生素使用。

2. 特殊质控内容。

(1) 输血病历:首页注意填写输血项目、输血量、输血反应、输血次数等。

(2) 化疗和宫腔镜再次分粘患者应注意填写"31 天内再入院计划"或"同一病种入院",并填写原因。

(3) 培养标本结果及处理。

第二章　普通妇科患者围手术期管理常规

（一）术前医嘱

1. 术前常规医嘱。

- 拟今日（明日）行××手术（医嘱后备注栏写具体术式）
- 禁食
- 备皮（宫腔镜手术可不开备皮）
- 术前导尿
- 清洁脐窝（开腹或腹腔镜手术时）
- 引导式教育训练（择期）
- 术前液体：林格氏液 500ml 或 NS 250ml，术前用（糖尿病患者术前宜用加入适量胰岛素的葡萄糖溶液）
- 合血（预计术中出血多或不易止血时）

2. 术前特殊医嘱。

（1）术前液体准备，用于腹腔冲洗或宫腔灌流，一般一袋即可，估计用量多时可多开。

- NS 3000ml（宫腔镜或腹腔镜手术），术中用
- 甘露醇 3000ml（宫腔镜电切手术），术中用

（2）术前肠道准备。

- 甘露醇 250ml，po，st（腹腔镜或开腹、盆底手术，宫外孕手术除外），同时开具林格氏液 500ml＋500ml 静脉滴注，以补充水电解质丢失，必要时可增加输液量
- 清洁灌肠（未来得及口服甘露醇或肠道准备不够充分时补充使用）

（3）术前预防性使用抗生素。

- 头孢呋辛注射液 1.5g（适用于开腹、阴式、宫腹联合手术，其余一般不预防性使用抗生素），备注术前半小时

使用，若头孢呋辛过敏或急诊手术时可选用克林霉素 0.9g，术前半小时静脉滴注

（4）术前宫颈准备方法。

• 间苯三酚 80mg，iv（宫腔镜或宫腹联合手术者用），备注手术当天 7：00 用。

• 米索前列醇 0.2mg（宫腔镜电切、未生育、年龄大、宫颈小、宫颈萎缩者加用，注意高血压、哮喘等禁忌证），备注术前一天 20：00 阴道用。

（5）术前贫血。行一般择期手术，Hb 应纠正到 80g/L 以上，合血标本若无输血可用 3 天，有输血则于输血 24 小时后应再合血。

（6）术前血压异常。血压平稳，收缩压/舒张压控制在 (140～150)／(90～100) mmHg 以下即可，注意不要过度降压或使血压波动过大，患者应于术前 4 小时口服降压药（一般麻醉科医生会让患者在手术当天 6：00 左右服用降压药）。

（7）术前血糖异常。糖尿病患者应于术前改用胰岛素控制血糖，术前血糖空腹水平要求为 6.7～8.3mmol/L，最高不能超过 11.1mmol/L，餐后血糖不能超过 13.9mmol/L，无酮血症，尿酮体阴性。术后测随机血糖 q4～6h，正常饮食后改为测空腹餐后血糖，术后随机血糖控制在 10mmol/L 以下即可，注意预防低血糖。

（8）术前阴道炎。术前发现阴道炎者一般应治愈后再进行手术，尤其是需要经阴道操作的手术。

（二）术后医嘱

1. 术后当天医嘱。

（1）长期医嘱：

• ××术后护理常规

- 妇科一级护理（全麻或腰硬联合麻醉手术后）
- 禁食 6 小时后进流食（全麻或腰硬联合麻醉手术后）
- 妇科气压治疗 1 次/天（腹腔镜或开腹手术后）
- 妇科低频脉冲治疗 1 次/天（宫腔镜手术后）
- 疼痛综合评定（除宫腔镜手术开具 1 次临时医嘱外，其余手术开具长期医嘱，评定 3 次）

（2）临时医嘱：

- 腹部压沙袋 6 小时（腹部有伤口的手术后）
- 术后心电监护 15 小时（全麻或腰硬联合麻醉手术后）
- 间断氧气吸入 2 小时（全麻手术后）
- 病理活检（住院）（有手术标本送检的手术后）
- 术后补液，以晶体液为主，视具体情况决定补充量
- 术后续用抗生素，视具体情况使用
- 术后使用止血药物，视具体情况使用

2. 术后第一天医嘱。

- 停一级护理、禁食、导尿管（一般手术、子宫全切患者术后第二天停，盆底手术保留 3 天，癌症手术至少保留 7 天，可根据实际情况决定导尿管保留时间）、会阴擦洗
- 改二级护理、半流质饮食（宫腔镜手术后改普食）
- 布地奈德气雾剂 2ml＋NS 2ml，雾化吸入，bid（腹腔镜手术后常规）
- 妇科患者残余尿测定（留置导尿管患者查）
- 宫腔镜手术患者开明晨血常规、CRP 检查（胎物残留、子宫切口妊娠、葡萄胎者查血 HCG）
- 妇科低频脉冲治疗 1 次/天、机械辅助排痰 1 次/天（腹腔镜或开腹手术后）

3. 术后第二天医嘱。

- 停常规补液

- 改普食，对腹部切口行红外线照射理疗，2次/天
- 明晨血常规、CRP 检查（异位妊娠者查血 HCG）

4. 术后第三天医嘱。

- 换药、取创可贴

5. 术后特殊情况处理。

（1）术后抗生素使用：手术时间超过 3 小时或出血量超过 1500ml 者应于术中增加一组预防性抗生素，但 24 小时抗生素使用量不得超过当日最大使用量。术后一类切口一般不使用抗生素，若有特殊情况（如出血量多、手术时间长），使用不超过 1 天，二类切口使用不超过 48 小时，抗生素使用超时者必须在病程记录中写明原因，抗生素使用超过 7 天者应注意预防二重感染。

（2）术后发热评估：术后 24 小时内允许体温升高但不应超过 38℃，创面大者允许术后 3 天持续低热，如遇其他发热情况应进行全面检查及病程记录。

①治疗与疾病病史：手术操作、危险因素、抗生素使用、症状、相关疾病。

②查体：上呼吸道、下呼吸道、胃肠道、泌尿道、切口、盆腔。

③辅助检查：血常规，根据症状体征行尿液分析、胸片检查等，突发高热、寒战，或多次 39℃以上者应行血培养。

④发热液体丢失量：通常 24 小时液体丢失量为皮肤450ml、呼吸 450ml。体温每升高 1℃，皮肤液体丢失增加10%，呼吸液体丢失增加 20%。

（3）警惕术后静脉血栓或肺栓塞。

①高危因素：年龄≥50 岁、BMI>25kg/m^2。

②过往疾病史：静脉血栓、严重静脉曲张、2 型糖尿病、心脏病、心力衰竭、慢性肺病等。

③现病史：恶性肿瘤，术前住院期长、长期制动或放疗，手术时间长（≥3 小时）、操作困难、开腹手术，术后卧床时间长（≥48 小时）。

④预防：预防措施的实施从术前开始，到术后可以完全活动为止。术前减少卧床和住院时间，必须卧床时下肢抬高 15°，着下肢弹力袜。对于极高危患者可使用药物：依诺肝素 0.4ml，术后 2 天起，qd×7d（或用至可下床行走时）。

⑤筛查：怀疑静脉血栓时可行下肢血管超声检查，怀疑肺栓塞时可行 CT 肺血管造影检查。静脉血栓者可无明显症状，有的可出现下肢乏力、疼痛或双下肢不对称性肿大；肺栓塞者可出现低氧血症、呼吸困难、晕厥、心动过速、胸痛。

（4）体弱及心肺疾病患者应注意控制输液速度。

（5）引流管使用。

①预防性引流：引流小于 30ml/d 时可于术后 24～48 小时拔除引流管。

②脓肿引流：引流小于 10ml/d 时可予拔除引流管。

（三）术前常规病情交代

1. 术前根据上级医生的查房意见，与患者及委托人面谈，内容包括患者的诊断、计划的手术途径和术式、手术的风险及可能遇到的问题。应充分尊重患者的知情权，做到交代全面周详、尊重医学客观事实、不推卸责任，争取获得患者及委托人的信任、理解和同意。

2. 有内科合并症的患者，应交代相关合并症的风险。如高血压患者，应交代围手术期血压不稳定、波动大，易发生脑血管意外；糖尿病患者，应交代低血糖昏迷、高渗昏迷甚至酮症酸中毒、伤口愈合不良及感染等问题。

3. 需行子宫切除（包括次全切除）者，可建议患者一并切掉输卵管。

（四）妇科临床路径病种

1. 输卵管妊娠。

2. 卵巢良性肿瘤。

3. 子宫粘连。

4. 子宫内膜息肉。

5. 子宫平滑肌瘤。

6. 稽留流产。

第三章 盆腔器官脱垂住院诊疗常规

盆腔器官脱垂包括阴道前后壁脱垂、子宫脱垂。

（一）入院长期医嘱

普通妇科入院诊疗常规长期医嘱。

（二）入院临时医嘱

1. 常规医嘱：普通妇科入院诊疗常规临时医嘱。

2. 特殊医嘱：注意完善盆底彩超及肾、输尿管、膀胱彩超，注意血压、血糖情况。

（三）术前准备

参照普通妇科患者围手术期管理常规。

（四）术前交代注意事项

对于盆腔器官脱垂患者除交代常规注意事项外，应注意交代以下几点。

（1）盆腔器官脱垂手术方式可以采用传统术式或经阴道植入网片重建盆底。整体来看，网片重建术式的客观治愈率较传统术式高，复发率较传统术式低，但网片是自费材料，费用相对偏高，也存在网片暴露、侵蚀，影响性生活等风险。

（2）无论是传统术式还是网片重建术式，均可能引发新的症状，如压力性尿失禁、尿频、尿急等，必要时需要手术或药物治疗。

（3）存在复发后需要再次手术的风险。

（五）出院交代注意事项

出院注意交代休息时间、生活方式（如应避免长期重体力劳动、慢性便秘及咳嗽等增加腹部压力的活动）、随访时间。

第四章　压力性尿失禁住院诊疗常规

（一）入院长期医嘱

普通妇科入院诊疗常规长期医嘱。

（二）入院临时医嘱

1. 常规医嘱：普通妇科入院诊疗常规临时医嘱。

2. 特殊医嘱：注意完善盆底彩超及肾、输尿管、膀胱彩超，注意血压、血糖情况。

（三）术前准备

参照普通妇科患者围手术期管理常规。

（四）术前交代注意事项

对于压力性尿失禁患者除交代常规注意事项外，应注意交代以下几点。

（1）压力性尿失禁手术方式可以选择无张力尿道中段吊带术。

（2）吊带术费用相对偏贵，但治愈率较膀胱颈悬吊术高，复发率较传统术式低，吊带术术后保留导尿管时间偏长，可达 2～3 周，甚至更长，可能引发新的急迫性尿失禁、尿频、尿急等。

（3）存在治疗效果差或复发后需要再次手术的风险。

（五）出院交代注意事项

出院注意交代休息时间、生活方式（如应避免长期重体力劳动、慢性便秘及咳嗽等增加腹部压力的活动）、随访时间。

第五章　卵巢过度刺激综合征（OHSS）住院诊疗常规

（一）入院长期医嘱

1. 常规医嘱：参照普通妇科入院诊疗常规长期医嘱，高蛋白饮食。

2. 特殊医嘱：

- 依诺肝素钠注射液 0.4ml，皮内注射（ih），qd
- 记出入量
- 记每日体重、腹围

（二）入院临时医嘱

参照普通妇科患者入院诊疗常规临时医嘱。

（三）OHSS 补液原则

1. 以补充血容量为主，可选择羟乙基淀粉、低分子右旋糖酐、人血白蛋白等。

入院予 NS 1000ml，igvtt，维持至少 1 小时，输注完毕后尿量至少有 50ml，提示肾脏反应良好，每 4 小时记录 1 次尿量、测 Hct。如果检测结果较治疗前无明显改善，停止治疗，给予人血白蛋白 20g，ivgtt，维持 4 小时，必要时间隔 4~12 小时再重复 1 次。

2. 维持水电解质的平衡。

3. 必要时腹水、胸腔积液可穿刺引流。

（四）注意事项

1. 需使用抗凝药物，嘱患者尽量活动，以减少血栓形成风险。

2. 注意血液是否处于浓缩状态，维持 Hct 在 35% 左右或更低。

3. 注意液体的出入平衡，警惕进入液体过多导致心力衰竭的发生。

4. 低钾血症、低钠血症的处理参照本书第一篇第三章中妊娠剧吐相关内容。

5. 若有胸腹腔引流，蛋白的丢失可能会更明显，注意低蛋白血症，适当增加人血白蛋白补充量。

第六章　宫颈机能不全住院诊疗常规

宫颈机能不全（子宫颈内口闭锁不全、子宫颈口松弛症）指宫颈解剖结构或功能异常，在缺乏早产征象时，可导致患者在足月妊娠前出现进行性、无痛性的宫颈缩短、扩张、展平及漏斗状改变，最终导致孕中期妊娠流产或早产。宫颈环扎术是治疗宫颈机能不全的唯一术式和有效方法。

（一）单胎妊娠宫颈环扎术指征

1. 依据病史：

1）排除分娩发动、胎盘早剥，一次或多次无痛性宫颈扩张相关的妊娠丢失。

2）既往宫颈环扎术指征为孕中期无痛性宫颈扩张。

2. 依据体格检查：孕中期无痛性宫颈扩张。

3. 依据超声检查结果及早产病史：单胎妊娠，患者曾有孕 34 周前早产史，此次妊娠在孕 24 周前宫颈管长度小于 2.5cm。

（二）手术禁忌证

1. 绝对禁忌证：胎膜早破、绒毛膜羊膜炎、胎儿畸形、宫腔出血。

2. 相对禁忌证：前置胎盘。

（三）手术方式

1. 经阴道宫颈环扎术（常用）：改良的 McDonald 和 Shirodkar 术式。

2. 经腹宫颈环扎术：适用于广泛宫颈切除术后、宫颈管过短、宫颈瘢痕坚硬致经阴道缝合困难或阴道环扎失败者。

（四）手术时机

1. 孕前明确诊断的宫颈机能不全者，一般选在孕 12～16 周手术，也可选择在上次流产周数的 4 周前手术，特殊情况可延长至孕 26 周，在孕 12～16 周环扎成功率高，并发症相对较少，孕 20 周以后的成功率逐步降低。

2. 紧急宫颈环扎术：宫颈进行性扩大，伴或不伴胎囊突入阴道，且无明显宫缩时行紧急宫颈环扎术，并在入院后 24 小时内完成，成功率较低。

注：对于多胎妊娠，循证医学证据显示，对超声提示宫颈管长度缩短（＜2.5cm）的双胎妊娠进行宫颈环扎术，手术组发生孕＜35 周早产的风险较非手术组增加 2.15 倍，而

宫颈管长度显著缩短（<1.5cm）者可能从此手术受益。较之预防性宫颈环扎术，双胎妊娠者从紧急宫颈环扎术中受益更大。

（五）入院医嘱

1. 入院长期医嘱：
- 产科护理常规
- 二级护理
- 普食/糖尿病饮食/低盐低脂饮食
- 留陪一人
- 胎心监测，4 次/天

2. 入院临时医嘱：
- 血常规（急查）
- CRP、PCT
- 尿常规+沉渣定量
- 凝血（急查）
- 血型（微柱凝胶法）
- 血型单抗（不规则抗体筛查）
- 肝功
- 肾功
- 乙肝五项定量
- 输血三项（HIV/HCV/TP）
- 输血三项+表抗（快检）（未建卡者加上此项）
- 电解质全套
- 产科新入院
- 血脂（CHO/TG/HDL/LDL）
- 心肌酶谱+肌钙蛋白（高血压及先天性心脏病者查）
- 心电图
- 超声心动图及左心功能（高血压及先天性心脏病者查）

- 胎儿超声（常规检查，包括宫颈管长度测量）
- 辨证施膳指导
- 院内会诊营养科

注：应在门诊完成尿常规、白带常规、宫颈分泌物培养（支原体、衣原体、淋球菌、GBS 培养及一般培养）及药敏试验，并针对泌尿生殖系统感染给予治疗。

3. 术前医嘱：
- 拟定于明日行宫颈环扎术
- 备皮
- 暂禁食
- 术前导尿
- 抗生素，皮试
- 头孢美唑 2.0g＋NS 250ml，ivgtt，术前 30 分钟内用
- 吲哚美辛 50mg，po

4. 术后医嘱：
- 宫颈环扎术后护理常规
- 特级护理
- 禁食 6 小时后进流食
- 产科保留导尿
- 留陪一人
- 持续心电、血压、血氧饱和度监测
- 胎心监测，q4h
- 地屈孕酮 10mg（首剂 40mg），po，q8h×48h
- 吲哚美辛 25mg，po，q6h×48h
- 头孢美唑 2.0g＋NS 250ml，ivgtt×3d

注：术后宫颈监测可以 1 周 1 次，或 2～4 周 1 次，根据个体具体情况而定。

拆线时间：孕 36～38 周；宫缩抑制剂无效的早产临产；

破膜后 48 小时，高度怀疑宫内严重感染。

第七章　异位妊娠住院诊疗常规

（一）入院长期医嘱

1. 常规医嘱：普通妇科入院诊疗常规长期医嘱。

2. 特殊医嘱：

• 一级护理

• 盆腔积液偏多者行后穹窿穿刺抽液

• 病情较急者立即准备急诊手术，备双通道，补液种类为 NS、林格氏液

（二）入院临时医嘱

1. 常规医嘱：普通妇科入院诊疗常规临时医嘱。

2. 特殊医嘱：

• 暂禁食

• 急查床旁心电图

（三）处理方式选择

1. 药物治疗。

1）药物治疗适应证：

（1）无药物治疗的禁忌证。

（2）输卵管未发生破裂。

（3）妊娠囊直径<4cm。

（4）血 HCG<2000U/L。

（5）无明显内出血。

2）方法：

（1）血 HCG<1000U/L 或呈下降趋势，可予氨甲蝶呤（MTX）单次注射［单次剂量 50mg/（kg·d）］，于注射第 4 天

和第 7 天评估血 HCG，评估治疗效果。

（2）血 HCG≥1000U/L 或呈上升趋势，可选择 8 日疗法［氨甲蝶呤按 1mg/（kg·d）的剂量于治疗第 1、3、5、7 天给药；四氢叶酸按 0.1mg/（kg·d）的剂量于治疗第 2、4、6、8 天给药］，每周评估血 HCG，必要时可间隔一周行第二次治疗。

2. 手术治疗。

1）手术治疗适应证：

（1）生命体征不稳定或有腹腔内出血征象。

（2）异位妊娠有进展（如血 HCG＞3000U/L 或持续上升、胎心搏动、附件区有大包块等）。

（3）随诊不可靠时。

（4）药物治疗无效。

（5）持续性异位妊娠。

2）注意事项：按照普通妇科围手术期管理执行，注意在术后第 1 天查血 HCG，以评估发生持续性异位妊娠的风险。

（四）怀疑宫外孕患者处理流程

1. 若患者有生育要求，且异位妊娠临床诊断不明确时，随访超声和血 HCG 变化。

2. 若患者无生育要求，且异位妊娠临床诊断不明确时，必要时需先行诊刮术，排除宫内孕可能。

3. 高度疑似宫外孕者，应行宫腹腔镜联合检查明确诊断，再根据患者的年龄和生育要求决定手术方式。

（五）术后交代注意事项

1. 术后可能发生持续性宫外孕，尤其是保守性手术者。

2. 必要时术后需用药杀胚甚至再次手术。

3. 今后有再次宫外孕可能。

（六）出院交代注意事项

1. 严格避孕 3～6 个月（氨甲蝶呤治疗者避孕 6 个月）。

2. 间质部妊娠子宫楔形切除者术后避孕 1～2 年。

2. 出院后每周复查血 HCG，直至正常。

第八章　卵巢癌诊治流程

一、背景

　　卵巢癌是全球女性高发的恶性肿瘤。在我国，2015 年统计数据显示，每年卵巢癌新发病例约为 5.21 万例，每年因卵巢癌死亡约 2.25 万例。

二、病理分型

　　卵巢癌有多种病理类型，其中以上皮性癌最为常见，约占恶性卵巢肿瘤总数的 90%。性索间质肿瘤占 5%～6%，生殖细胞肿瘤占 2%～3%。

三、筛查

　　卵巢癌目前缺乏有效的筛查手段，也不支持对一般人群进行常规的卵巢癌筛查，对于高危人群（如 *BRCA* 基因突变携带者、有家族史者），常用阴道超声检查联合血清糖类抗原 125（CA125）、人附睾蛋白 4（HE4）检测。

四、诊断

　　1. 症状体征：腹胀、盆腔或腹部疼痛、腹围增加、易饱感、尿频或尿急、检查发现盆腔包块。

2. 辅助检查：肿瘤标志物升高，影像学检查发现囊内有乳头状结构时要高度怀疑卵巢癌。

3. 确诊：最终需要通过手术标本获得组织学证据确诊，如怀疑晚期、无法手术，可以用细针穿刺、腹水细胞学检查确诊。

五、分期

目前采用 2014 年修订的国际妇产科联盟（FIGO）的手术病理学分期，具体见表 5。

表 5　卵巢上皮癌、输卵管癌、腹膜癌分期（FIGO，2014 年）

分期	特征
Ⅰ	肿瘤局限在一侧或双侧卵巢/输卵管
ⅠA	肿瘤局限在一侧卵巢/输卵管，包膜完整、卵巢和输卵管表面无肿瘤。腹水或腹腔冲洗液无肿瘤细胞
ⅠB	肿瘤局限在双侧卵巢/输卵管，包膜完整、卵巢和输卵管表面无肿瘤。腹水或腹腔冲洗液无肿瘤细胞
ⅠC	肿瘤局限在一侧或双侧卵巢/输卵管并合并以下特征
ⅠC1	肿瘤术中破裂
ⅠC2	肿瘤术前破裂或肿瘤位于卵巢和输卵管表面
ⅠC3	腹水或腹腔冲洗液有恶性肿瘤细胞
Ⅱ	局限在真骨盆的一侧或双侧卵巢/输卵管癌、原发腹膜癌
ⅡA	肿瘤侵犯或种植于子宫/输卵管/卵巢
ⅡB	肿瘤侵犯或种植于其他盆腔脏器

分期	特征
Ⅲ	卵巢癌/输卵管癌/原发腹膜癌伴病理证实的盆腔外腹膜或盆腔、腹膜后淋巴结转移
ⅢA	腹膜后淋巴结转移，伴或不伴有显微镜下盆腔外腹膜病灶转移
ⅢA1	病理证实的淋巴结转移
ⅢA1i	转移淋巴结最大径不超过 10mm
ⅢA1ii	转移淋巴结最大径超过 10mm
ⅢA2	仅镜下可见的盆腔外腹膜转移
ⅢB	肉眼可见最大径不超过 2cm 的盆腔外腹膜转移
ⅢC	肉眼可见最大径超过 2cm 的盆腔外腹膜转移（包括未累及实质的肝脾被膜转移）
Ⅳ	超出腹腔外的远处转移
ⅣA	伴有细胞学阳性的胸腔积液
ⅣB	肝脾实质转移；腹腔外器官转移（包括腹股沟淋巴结转移或腹腔外淋巴结转移）；肠管全层侵犯

六、初始治疗

卵巢癌总体以手术治疗为主，化疗为辅。

早期患者行卵巢癌全面分期手术，部分早期患者可以行保留生育功能的分期手术，术后根据病理分期确定是否行化疗。

晚期患者行肿瘤细胞减灭术，尽量切除肉眼可见病灶，使残留病灶最好达到肉眼无残留，最大径尽量小于 1cm，术后再行化疗。

如无法手术，可以通过细针穿刺或腹水细胞学检查确诊，先行新辅助化疗后再进行间歇性肿瘤细胞减灭术，术后再行化疗。

七、住院管理

（一）第 1 日收住院

1. 询问病史及体格检查。

2. 完成病历书写。

3. 下达入院医嘱。

（1）长期医嘱：

• 妇科护理常规

• 一级/二级护理

• 无渣饮食/普食/流食/糖尿病饮食/低盐饮食等（根据患者情况）

（2）临时医嘱：

• 日常生活能力评估

• 疼痛综合评估

• 嘱托：1 次双合诊/三合诊

• 血糖

• 血常规

• 凝血

• 肝功、肾功

• 电解质全套

• 输血前检查

• 尿常规

• 白带常规

• 人乳头瘤病毒（HPV）检测、液基细胞学与显微摄影术

• 肝、胆、胰、脾彩超

- 女性泌尿系彩超（双肾、输尿管、膀胱）
- 常规心电图＋频谱
- 胸部正、侧位 X 线检查
- 全腹部增强 MRI（上、中、下腹、盆腔）、静脉肾盂造影（必做）
- 胸部平扫 CT（X 线检查异常时）
- 妇科肿瘤标志物（必须包括 CA125＋HE4）
- 性激素、HCG、抗缪勒管激素（AMH）、大便常规、全腹部增强 CT、肺功、胃肠镜、泌尿系 CT 造影（CTU）、正电子发射计算机断层显像（PET-CT）、双侧下肢静脉血管超声（必要时）

4. 上级医生及术者查房，根据体检、超声、病理结果等，行术前讨论，确定并推荐治疗方案。

（二）手术前 1 天

1. 住院医生完成术前小结、上级医生查房记录等病历书写。

2. 签署手术知情同意书、自费用品协议书、输血同意书，备血（2～3 个悬浮红细胞）。

3. 血栓形成风险评估及落实预防血栓形成措施。

4. 完成术前准备。

5. 向患者及家属交代围手术期注意事项。

6. 下术前临时医嘱：

- 拟订于明日在全麻下行××术
- 禁饮食
- 备皮
- 嘱托：1 次术区标记
- 口服复方聚乙二醇电解质散、清洁灌肠
- 导尿一次（留置导尿管），由术者术前于手术室导尿

• 术前半小时使用预防性注射用头孢唑林钠或注射用头孢呋辛（手术超过 3 小时加用）

• 甲硝唑片，0.2g，tid，3 天（术前 3 天）

• 交叉配血

• 备悬浮红细胞

• 备冰冻血浆

（三）手术当天

1. 执行手术核对制度。

2. 检查预防性抗生素的使用情况。

3. 检查患者体位是否正确。

4. 完成手术（若术中有特殊情况，需更改手术方式，应术中即刻与患者家属沟通并形成书面记录及完成签字）。

5. 术者立即完成手术记录。

6. 住院医生立即完成术后病程记录。

7. 手术标本的拍照及送常规病理/免疫组化。

8. 术后沟通（向患者及家属交代病情、术中情况及术后注意事项）。

9. 术后医嘱。

（1）长期医嘱：

• 全麻术后护理常规

• 一般专项护理经外周静脉穿刺（PICC）护理常规

• 一般专项护理，经锁骨下静脉或颈内静脉穿刺（CVC）护理常规

• 一级护理/特级护理（根据病情）

• 病重/病危（根据病情）

• 流质饮食/禁食（根据病情）

• 保留导尿管

• 留置引流管引流

- 隔日更换引流袋
- 记 24 小时出入量
- 会阴擦洗
- 术后如无出血倾向，给予低分子肝素（依诺肝素，从术后 24 小时开始）
- 下肢气压治疗

（2）临时医嘱：

- 心电监护
- 血氧饱和度监测
- 氧气吸入
- 腹部压沙袋

（四）术后第 1 天

1. 注意生命体征及病情变化。

2. 查看引流管及导尿管有无移位、脱落，注意引流量及尿量。查看腹部切口情况。

3. 主刀医生查房。

4. 查血常规、CRP、电解质、肝功、肾功。

5. 根据患者病情变化，更改医嘱。

（五）术后第 2 天

1. 上级医生查房。

2. 住院医生完成病程记录书写。

3. 根据引流情况明确是否拔除引流管。

4. 根据尿量情况拔除导尿管，并检查泌尿系 B 超（观察膀胱残余尿）。

（六）术后第 3~5 天

1. 上级医生查房。

2. 住院医生完成病程记录书写。

3. 查血常规、CRP（必要时）。

4. 根据引流情况明确是否拔除引流管（若术后第 4 天未拔除）。

5. 根据尿量情况拔除导尿管（若术后第 4 天未拔除）。

6. 观察切口愈合情况，换药。

7. 病理/免疫组化结果回示后行科室术后讨论，决定下一步治疗方案，并与患者及家属沟通。

（七）术后第 6~7 天

1. 上级医生查房。

2. 住院医生完成病程记录书写。

3. 复查血常规、尿常规、电解质、肝功、肾功（必要时）。

4. 签署化疗知情同意书。

5. 做好化疗前预处理。

6. 首次化疗。

7. 根据患者病情变化，更改医嘱。

（八）术后第 8~9 天（出院）

1. 上级医生查房，进行手术及伤口评估，确定有无手术并发症和切口愈合不良情况，明确是否可以出院。

2. 完成出院记录、病案首页、出院证明书等，向患者交代出院后的注意事项，如需再次入院，告知入院时间。

八、术前谈话及手术方式

（一）术前谈话

谈话内容包括：手术可能开腹或采用腹腔镜进行，手术包括全面分期手术、保留生育功能的手术和肿瘤细胞减灭术。

（二）全面分期手术

全面分期手术适用于临床早期的卵巢恶性肿瘤患者。腹腔镜手术仅适用于肿瘤体积小、可以完整装入取物袋的患者。建议由有经验的妇科肿瘤医生施行腹腔镜手术。全面分期手术步骤如下：

（1）术前肠道准备。

（2）足够长的腹部纵形切口。

（3）抽取腹水或盆、腹腔冲洗液进行脱落细胞学检查。

（4）尽可能完整地取出卵巢肿瘤，避免包膜破裂，并送术中快速冷冻切片病理学检查。

（5）全子宫双附件切除术，高位结扎、切断骨盆漏斗韧带。

（6）全面探查及评估所有腹膜、肠表面、横膈、肝脾表面，对粘连或可疑之处进行活检，以及对腹膜随机取样活检，包括子宫直肠窝、膀胱浆膜面、盆腔侧腹膜、两侧结肠旁沟、横膈面（也可使用细胞刮片行膈下细胞学取样）。

（7）沿横结肠切除大网膜。

（8）腹主动脉旁淋巴结切除水平至少达肠系膜下动脉血管水平，最好达肾血管水平，切除范围包括下腔静脉和腹主动脉周围，以及动静脉之间的淋巴结。

（9）两侧盆腔淋巴结切除范围应包括髂总血管前外侧、髂内外血管表面及闭孔神经上方的淋巴结。

（10）若为黏液性肿瘤，应切除阑尾。

（11）术后详细记录病变范围和大小、手术方式、残留病灶部位及大小、卵巢肿瘤是否自发破裂或术中破裂。

（三）再次全面分期手术

因各种原因在首次手术时未能行全面分期手术，术后尚未进行抗肿瘤化疗的，应考虑再次手术，完成全面探查和分期。尤其适用于早期低危、术后无需化疗的患者。

手术原则及内容：如果首次手术时已完整切除肿瘤，无明显肿瘤残留，可考虑经腹腔镜行再次分期手术。

手术方式及内容与首次手术相同。

（四）保留生育功能的手术

对于年轻有生育要求的生殖细胞肿瘤患者，无论期别早晚均可实施保留生育功能手术。单侧卵巢受累者，推荐单侧卵巢－输卵管切除术，不建议对外观正常的卵巢进行活检。部分双侧卵巢受累者可通过保留部分正常卵巢组织来保留生育功能。

年轻早期性索间质肿瘤（SCST）患者进行保留生育功能手术前需综合考虑病理学类型和期别。Ⅰ期以内 SCST 可选择保留生育功能的单纯卵巢－输卵管切除术。

对上皮性卵巢癌患者，则要求严格满足下列条件才能保留生育功能：患者年轻，渴望生育，无不孕不育因素，分化好的ⅠA期或ⅠC期，子宫和对侧卵巢外观正常，有随诊条件。完成生育后视情况可能需再次手术切除子宫及对侧附件。

手术原则及内容：保留子宫和正常一侧的附件。若对侧卵巢外观正常，则不必做活检，以免引起继发性不孕。盆腔和腹主动脉旁淋巴结切除。其余同全面分期手术。

（五）肿瘤细胞减灭术

初始肿瘤细胞减灭术（PDS）适用于临床拟诊断为中晚期（部分Ⅱ期、Ⅲ期和Ⅳ期）的卵巢恶性肿瘤患者。中间性肿瘤细胞减灭术（IDS）适用于新辅助化疗（NACT）后肿瘤缩小，达到完全缓解（CR）、部分缓解（PR）或疾病稳定

（SD）状态，且经评估有可能满意减灭的晚期患者。PDS/IDS 应在患者可以耐受手术或无严重内科合并症的前提下进行。IDS 内容除了参照 PDS，对初始化疗前可能存在转移的淋巴结，亦可考虑切除。

PDS 的手术步骤如下：

（1）术前充分肠道准备。

（2）足够长的腹部纵形切口。

（3）抽取腹水或盆、腹腔冲洗液进行脱落细胞学检查。

（4）送术中快速冷冻切片行病理学检查。

（5）全面探查盆、腹腔，特别注意横膈、双侧结肠旁沟。

（6）切除所有受累的网膜。

（7）腹、盆腔转移灶切除。

（8）全子宫和双附件切除（卵巢动静脉高位结扎、切断），必要时游离输尿管。

（9）根据术中探查情况，切除受累的肠管、阑尾、部分膀胱或输尿管、脾脏或远端胰体尾、部分膈肌、胆囊、部分肝脏、部分胃等脏器，尽可能剥离切除受累的腹膜，包括膈肌表面的肿瘤。

以下情况应考虑行腹膜后（腹主动脉旁和盆腔）淋巴结切除：①临床拟诊 II 期及以下的患者，以准确分期。②腹膜后淋巴结明显增大者，以缩减肿瘤。

尽最大努力切除所有病灶，使残留病灶最大径不超过 1cm，争取达到无肉眼可见残留病灶，术后详细记录病灶形态和范围、手术方式、残留病灶部位及大小等。

（六）改变术式或扩大手术范围

术前的检查只是对病变的范围进行估计，临床上有可能在术中发现需要扩大手术范围或者改变术式（例如腹腔镜转开腹以切除更多的器官或组织）的情况。

（七）风险和可能的并发症

（1）术中可能需面临麻醉意外、感染、出血等，如术中出血多，必要时需输血治疗；术中可能存在肠管及膀胱等周围脏器损伤，必要时需请外科医生上台协助手术。

（2）若手术范围大，术中需要游离双侧输尿管、分离膀胱和直肠，可能损伤输尿管、膀胱、肠管，必要时需行修补术，甚至切除吻合、造瘘等。

（3）术后可能发生延迟性电损伤，导致延迟性输尿管、膀胱、肠管、直肠瘘；可能发生盆底器官功能障碍，如阴道前后壁膨出、膀胱膨出、阴道残端息肉、愈合不良、感染、无月经来潮、无生育能力；也可能存在迟发性肠瘘、尿瘘等，可能需再次手术。

（4）盆腔淋巴结切除术后可能发生淋巴囊肿、双下肢水肿、外阴水肿等，需保守治疗，如保守治疗无效可能需手术治疗。下肢淋巴管堵塞可以通过弹力绷带（或弹力袜）或者理疗（如淋巴引流）来减轻症状。

（5）神经损伤，可能出现双下肢或臀部麻木、尿潴留、排大便困难，甚至活动受限。术后保留导尿管时间长，可能出现尿路感染、尿潴留，甚至终身导尿可能。手术时间长、恶性肿瘤、卧床时间长等均为血栓高危因素，术后有下肢血栓、肺栓塞、脑梗死、心肌梗死等风险。卧床及手术时间长、插管等因素会加剧患者术后肺部感染风险。

（6）术后仍可能发生癌变转移、复发，可能转移至阴道、盆腔及其他部位，需放、化疗或二次手术。卵巢切除术对内分泌影响较大，可能出现潮热盗汗、生殖道干涩灼热、性欲减退、骨质疏松、情绪和认知功能改变、心血管症状等，需服用激素行替代治疗。手术时间长、手术困难，术后可能转 ICU 治疗。

（7）术后根据术中情况及病理情况，明确手术病理分期，决定下一步辅助治疗方式，术后可能需放、化疗。

（8）在开腹手术后可能会出现切口及瘢痕裂开，多数需要二次手术缝合。术后患者可能出现瘢痕增生，其结果是皮肤色素沉着、疼痛或活动障碍。有时可能需要后期的矫形术。

（9）术后的抑郁和性欲状态显著依赖于个人性格和生活状况（如年龄、生育愿望和性伴侣的理解）。

（10）阴道上段切除后，阴道变短，会影响部分患者性生活。

（八）出院后随访

1. 随访间隔：第 1～2 年，每 2～4 个月 1 次。第 3～5 年，每 4～6 个月 1 次。5 年后，每 6～12 个月 1 次。

2. 随访内容：询问症状并进行体检。检测 CA125 或其他初诊时升高的肿瘤标志物。根据临床需要，完善胸部、腹部及盆腔 CT、MRI 或 PET-CT 检查。根据临床需要，进行血常规及生化检查。进行遗传风险评估与遗传咨询（如既往未开展）。

第九章　宫颈癌诊治流程

一、背景

宫颈癌是女性生殖系统常见恶性肿瘤，约 85% 的患者发生于发展中国家。在西方发达国家，由于 HPV 疫苗的使用和宫颈癌筛查的普及，发病率缓慢下降；在我国，每年新增宫颈癌患者约 11 万，死亡患者约 5.9 万。

二、病因

持续性的 HPV 感染是宫颈癌发病的关键因素，有报道在 99.7% 的宫颈癌患者中检出 HPV，HPV 相关危险因素包括：性行为开始过早、高危性伴侣（有多个性伴侣或已知性伴侣存在 HPV 感染等）、性传播疾病感染史、免疫缺陷、初产年龄较早和产次多等。

三、综合防控

为促进我国宫颈癌防控工作的开展，中华预防医学会妇女保健分会组织制定的《子宫颈癌综合防控指南》已于 2017 年 8 月经人民卫生出版社出版发行。其一级预防的主要措施为开展健康教育和接种 HPV 疫苗。二级预防的主要措施为对所有适龄妇女定期开展宫颈癌的筛查，对宫颈癌癌前病变患者尽早进行治疗，对于已经接受 HPV 疫苗的女性，仍开展规范筛查。三级预防的主要措施是根据临床分期开展适宜的治疗，如手术、放化疗及姑息疗法等。

四、筛查策略

宫颈癌规范筛查的详细要求可参考以下资料：《中国子宫颈癌筛查及异常管理相关问题专家共识（一）》、《中国子宫颈癌筛查及异常管理相关问题专家共识（二）》、美国阴道镜和子宫颈病理学会发布的 2019 版基于风险的《子宫颈癌筛查异常及癌前病变管理共识指南》等。

五、诊疗规范

宫颈癌规范诊疗的详细要求可参考以下资料：国家卫生健康委员会发布的《宫颈癌诊疗规范（2018 年版）》、中国抗癌协会妇科肿瘤专业委员会发布的《子宫颈癌诊断与治疗指南（2021年版）》、美国国立综合癌症网络（NCCN）发布的宫颈癌临床实践指南、FIGO发布的 *FIGO CANCER REPORT 2021*、人民卫生出版社出版的第9版《妇产科学》等。

六、分期

目前采用2018年FIGO的手术病理学分期，具体见表6。

表6　宫颈癌分期（FIGO，2018年）

分期	特征
Ⅰ	肿瘤严格局限于宫颈（扩展至宫体应被忽略）
ⅠA	显微镜下诊断，最大浸润深度≤5mm
ⅠA1	宫颈间质浸润深度≤3mm
ⅠA2	宫颈间质浸润深度>3mm，≤5mm
ⅠB	浸润癌，间质浸润深度最深处>5mm（超过ⅠA期范围），病灶局限于宫颈，肿瘤最大径线是测量肿瘤最大直径
ⅠB1	肿瘤最大直径≤2cm
ⅠB2	肿瘤最大直径>2cm，≤4cm
ⅠB3	肿瘤最大直径>4cm
Ⅱ	肿瘤浸润超出子宫，但未达阴道下1/3或骨盆壁
ⅡA	肿瘤浸润局限于阴道上2/3，无宫旁侵犯
ⅡA1	肿瘤最大直径≤4cm

分期	特征
ⅡA2	肿瘤最大直径>4cm
ⅡB	有宫旁浸润，但未达骨盆壁
Ⅲ	肿瘤浸润阴道下1/3和（或）扩散至骨盆壁和（或）引起肾盂积水/肾无功能和（或）盆腔/腹主动脉旁淋巴结转移
ⅢA	肿瘤浸润阴道下1/3，没有扩散到骨盆壁
ⅢB	肿瘤扩散到骨盆壁和（或）引起肾盂积水/肾无功能（排除其他原因所致）
ⅢC	不论肿瘤大小和程度，盆腔淋巴结转移和（或）腹主动脉旁淋巴结转移（包括微转移）
ⅢC1	只有盆腔淋巴结转移
ⅢC2	腹主动脉旁淋巴结转移
Ⅳ	肿瘤超过真骨盆范围或有活检证实的膀胱/直肠黏膜受浸润（泡样水肿不属于Ⅳ期）
ⅣA	肿瘤生长扩散至邻近的器官

分期	特征
ⅣB	肿瘤扩散至远处的器官

注：在条件许可的情况下，所有分期中有关肿瘤的大小和程度均可使用影像学或病理学诊断来进行补充，病理学诊断最终替代影像学和临床诊断。病灶水平扩散宽度不再纳入分期标准。ⅢC期应使用放射学（r）或病理学（p）进行标记，以表明分期所采用的依据，如影像学证实盆腔淋巴结转移分期应为ⅢC1r，病理学证实盆腔淋巴结转移分期应为ⅢC1p。

七、治疗基本原则

国内外指南及共识主要适用于宫颈鳞癌、腺癌、腺鳞癌及宫颈小细胞神经内分泌肿瘤，其他特殊病理学类型（如透明细胞癌、肉瘤等）因发病率低，国内外尚未达成共识。宫颈癌治疗方法主要有手术、放疗或同步放化疗、靶向治疗、免疫治疗及联合治疗可用于复发或转移宫颈癌的全身系统性治疗。手术治疗适用于分期为ⅠA、ⅠB1、ⅠB2、ⅡA1期患者，其中保留生育功能手术主要适用于分期为ⅠA1、ⅠA2及ⅠB1期患者。ⅠB3期及ⅡA2期患者首选同步放化疗，在放疗资源缺乏的地区可选择手术。对于未绝经的患者，特别是年龄小于40岁的患者，放疗容易引起盆腔纤维化和阴道萎缩狭窄，早于ⅡB期、无手术禁忌证者可选择手术治疗。治疗方式的选择取决于本地区现有的设备、妇科肿瘤医生的技术水平，以及患者的一般状况、年龄、愿望、肿瘤分期等，治疗前应进行充分的医患沟通。

八、手术患者临床管理

（一）围手术期患者管理基本要求

1. 入院即需详细了解患者病情、既往史等，对患者病情、饮食、活动、注意事项等进行宣教、告知，积极给予心理支持。

2. 注重交际礼仪，增强医患诊疗舒适感。

3. 所有检验、检查结果每日需及时追踪、查阅，存在异常及时汇报与处理。

4. 每日早晚需查看、关心患者，术前当天及术后第3～5天需增加查看次数（至少午间查看一次），掌握患者生命体征、饮食、二便、四肢活动、液体出入量等情况，存在异常及时处理。

5. 对患者从入院至出院需全程做好管理，有特殊情况需与在组人员做好交接，对于上手术、夜休等情况，需详细交接所需关注点，如检验结果、补液情况等。

6. 严格按照《病历书写基本规范》《医疗质量安全核心制度要点》等规范做好医疗文书记录。

7. 不断学习、总结临床知识，提高自身专业技能。

（二）围手术期医嘱

1. 入院医嘱。

（1）长期医嘱：

• 妇科护理常规

• 二级护理

• 普食/糖尿病饮食/无盐低钠饮食，具体视病情而定，并对患者行针对性饮食等宣教

• 碘伏擦洗会阴、阴道，bid

- 阴道冲洗，qd
- 特殊情况监测：高血压患者测血压，q6h。糖尿病患者测三餐后及空腹指尖血糖。传染病患者下接触隔离医嘱

（2）临时医嘱：

- 一般专项护理
- 营养风险筛查测评
- 疼痛综合评估
- 日常生活能力评估
- 血常规
- 凝血
- 肝功
- 肾功
- 电解质全套
- 血糖
- 输血三项
- 乙肝五项定量
- 血型（微柱法）
- 血型单抗（不规则抗体筛查）
- D－二聚体
- 鳞状细胞癌相关抗原（SCCA）测定（宫颈鳞癌患者检查）
- CA125 测定（宫颈腺癌患者检查）
- 白带常规
- 尿常规＋沉渣定量
- 尿 HCG（育龄期妇女检查）
- 心电图检查
- 胸部正、侧位片（胸片异常者行胸部 CT 平扫）
- 肺功能测定（心肺疾病及高龄患者检查）

- 静脉肾盂造影、双侧下肢静脉血管超声
- 超声心动图及左心功能（高血压、心肺疾病及高龄患者检查）
- 全腹部 MRI 平扫＋增强
- HPV 分型（门诊已检查者不再重复）
- 特殊情况指导：视患者精神心理状况，予以心理支持治疗，必要时请专科会诊

2. 备术医嘱。

（1）长期医嘱：

- 无渣饮食（术前 3 天开具）
- 甲硝唑片，0.2g，口服，tid（自备药长期，术前 3 天开具）
- CVC 护理常规（术前中心静脉置管后开具）
- 动静脉置管护理，q6h（术前中心静脉置管后开具）

（2）临时医嘱：

- 会诊申请，请麻醉科会诊，目的为术前行中心静脉置管术，术前 1 天开具，一并发送手术申请（拟今日行中心静脉置管术）
- 发送明日手术申请（具体手术名称根据术前讨论决定）
- 禁食
- 导尿
- 口服复方聚乙二醇电解质散，清洁灌肠
- 清洁脐窝（腹腔镜手术）
- 备皮
- 一次性使用导尿包（14Fr）
- 配血检查（血型＋抗筛）
- 配悬浮红细胞 3U（术中备血）

• 预防性使用抗生素：注射用头孢唑林钠或头孢呋辛，头孢过敏患者用注射用盐酸克林霉素

• 注射用吲哚菁绿（25 毫克/支），术中用（前哨淋巴结显影加开医嘱）

3. 术后当天医嘱。

（1）长期医嘱：

• 全麻术后护理常规

• 一级护理

• 病重

• 会阴擦洗，qd

• 禁食 6 小时后流食

• 保留导尿管

• 持续氧气吸入

• 血氧饱和度监测

• 心电监测

• 保留腹部引流管持续开放

（2）临时医嘱：

• 腹部压沙袋 6 小时（开腹手术开此医嘱）

• 头孢唑林钠 2g＋NS 100ml，ivgtt，与前组头孢唑林钠需间隔 12 小时

• 钠钾镁钙葡萄糖注射液（500 毫升/瓶），500ml，ivgtt

• 复方氯化钠注射液（500 毫升/瓶），500ml，ivgtt

• 软袋 5％GS 500ml＋注射用维生素 C 3g，静滴（具体补液量根据当日出入量，请示上级医生后决定）

• 血常规、凝血、D－二聚体、纤维蛋白降解产物、肝功、肾功、电解质（明晨抽血）

4. 术后第 1 天医嘱。

• 半流质饮食（停流食）

• 间歇性充气泵压迫治疗（双大腿、双膝、双小腿、双踝）

• 妇科低频脉冲电治疗（腹部、骶尾部）

• 停：持续氧气吸入、血氧饱和度监测、心电监测（上级医生查房后决定）

• 术后如无出血倾向，给予依诺肝素钠注射液，0.4ml，qd，皮下注射（从术后 24 小时开始）

• 补液 1500~2500ml（具体补液量及补液类型，根据患者进食状态、当日出入量、电解质、白蛋白等情况综合决定）

5. 术后第 2 天至出院医嘱。根据患者情况更改饮食、停病重、换药、拔除引流管、补充液体、进行生化指标及血尿常规复查等，具体由上级医生查房决定。

（三）围手术期并发症或不良事件

1. 宫颈锥切术（保留生育功能手术）：

（1）安全切缘不足：该手术需切除部分宫颈，且阴性切缘距离至少为 3mm，因肿瘤浸润深度与范围存在个体差异，在现有的医疗技术水平下如何保证手术治疗效果，同时尽可能多地保留正常宫颈组织尚需进一步研究。虽然我们可对切除组织行术中快速冰冻病理检查，但因快速冰冻病检的局限性（存在约 20% 左右的偏差），部分患者即使术中证实安全切缘范围足够，术后最终病理检查仍有可能提示安全切缘不足。

（2）宫颈管狭窄或闭塞：常因创面愈合过程中粘连或瘢痕形成所致，部分患者有痛经等症状，必要时需手术治疗。

（3）宫颈机能不全：因宫颈组织部分被切除所致，可导致不孕、流产、早产等，必要时需行宫颈环扎术，部分患者即使行宫颈环扎术，后期仍有流产、早产等可能。

（4）迟发性出血：常发生于术后半个月左右，部分甚至为术后 1 月余，多与愈合过程中缝线溶解、侵蚀血管或结痂脱落相关，部分因出血多而需手术治疗。

2. 根治性子宫切除术、根治性宫颈切除术、盆或腹腔淋巴结切除术：手术需在膀胱、输尿管、直肠、盆腔大血管、盆腔神经、腹腔大血管等附近进行精准分离，因此，较常见的并发症与这些脏器损伤有关。

（1）大出血：分为术中与术后出血，术中出血常发生于输尿管宫颈段的游离及盆、腹腔静脉的损伤，输尿管宫颈段的游离涉及子宫动脉、输尿管营养支血管、膀胱宫颈韧带等组织，其解剖结构复杂，部分患者同时存在输尿管粘连等，致手术难度进一步增加；盆、腹腔静脉管壁较薄、属支众多，且个体解剖差异大，部分与周围增大淋巴结等存在粘连，极易导致术中被牵扯破裂或误伤出血。必要时需行输血抢救、血管缝合等，严重者可危及生命而导致死亡。术后出血分为早期、晚期出血，具体时间界点尚不一致，有报道早期出血多为术后 24 小时内，常与术中止血不牢、结痂脱落或凝血功能异常相关；晚期出血多为术后 5 天以后，常与感染、创面愈合不良等相关。

（2）输尿管或膀胱损伤：手术需充分分离膀胱宫颈间隙、膀胱阴道间隙，并游离输尿管、切除部分阴道壁及阴道旁组织，部分患者因既往手术等原因导致膀胱与宫颈、阴道致密粘连，分界不清，增加分离过程中膀胱损伤风险。输尿管宫颈段解剖结构复杂，部分同时存在粘连，分离输尿管过程中使用能量器械止血等，易致输尿管电灼伤或热能传导伤，且多在术后才出现症状并被发现。部分输尿管、膀胱损伤与手术直接损伤无关，而是由术后感染、伤口愈合不良、局部溃烂、输尿管局部血供不佳等个体因素所致。一部分损伤被术中发现，需一并行修补术或输尿管内支架植入术。有相当比例的患者为术后诊断，如膀胱阴道瘘、输尿管阴道瘘或复合瘘等，多发生于术后 7～14 天，对生活质量等影响较大，少部分经保守治疗而愈合，多需再次手术治疗。

（3）膀胱或直肠功能障碍：表现为小便或大便失禁、潴留，尤其是膀胱功能障碍，有报道 70%～85% 的患者术后膀胱功能障碍可持续 12 个月，发生这些并发症的原因多为切除宫旁组织和阴道时损伤了膀胱逼尿肌的感觉和运动神经。术后患者留置导尿管时间一般为半个月，多数可自解小便，但由于个体神经解剖结构的差异，部分神经走行靠近宫颈的患者术后势必出现相关功能受损严重或完全丧失，留置导尿管时间长，甚至需终身留置导尿管或间断性导尿等，生活严重受影响，感染等并发症发生率亦增加。

（4）感觉异常或下肢运动障碍：常见原因为闭孔淋巴结清扫时损伤闭孔神经，大部分单侧闭孔神经损伤患者无显著症状，一部分患者会出现大腿内侧麻木、大腿内收功能减弱造成的行走困难。髂外淋巴结清扫时损伤生殖股神经和股外侧皮神经，生殖股神经损伤可引起阴唇、大腿上内侧感觉异常或缺失，股外侧皮神经损伤可导致感觉异常和疼痛，向下放射至大腿前侧及后外侧。

（5）静脉血栓形成：宫颈肿瘤细胞本身可产生促凝物质、释放促进炎症和血管形成的细胞因子等，使患者处于高凝状态，外加围手术期活动减少、手术分离血管过程中血管内皮损伤等，易导致术后静脉血栓形成，严重者可因深静脉血栓形成、血栓脱落导致肺栓塞或猝死。围手术期我们常鼓励患者积极活动肢体，因患者术后有大出血风险，术后多给予机械性、药物序贯治疗（先给予肢体气压治疗，出血风险降低后给予低分子肝素药物预防）。部分患者即使积极预防仍有可能形成静脉血栓。

（6）淋巴水肿或淋巴囊肿：其发生率在各报道中不一，目前几乎没有确切有效的干预方法，支撑型的弹力袜、坐位时抬高下肢等措施有助于降低水肿程度，部分患者因局部肿胀或疼痛显著而需反复穿刺抽液等治疗。

（7）其他并发症：如麻醉意外、感染、心脑血管意外、心理障碍、性功能障碍、卵巢功能减低或丧失等。

第十章　子宫内膜癌诊治流程

一、分期

子宫内膜癌在临床上主要分为两型，Ⅰ型为激素依赖型；Ⅱ型为非激素依赖型，具体分期见表 7。

表 7　子宫内膜癌分期（FIGO，2009 年）

分期	特征
Ⅰ	肿瘤局限于子宫体
ⅠA	肿瘤浸润深度<1/2 肌层
ⅠB	肿瘤浸润深度≥1/2 肌层
Ⅱ	肿瘤侵犯宫颈间质，但无子宫体外蔓延
Ⅲ	肿瘤局部（或区域扩散）
ⅢA	肿瘤累及子宫浆膜层和（或）附件
ⅢB	阴道和（或）子宫旁受累
ⅢC	盆腔淋巴结和（或）腹主动脉旁淋巴结转移
ⅢC1	盆腔淋巴结转移

分期	特征
ⅢC2	腹主动脉旁淋巴结转移，伴（或不伴）盆腔淋巴结转移
Ⅳ	肿瘤侵及膀胱和（或）直肠黏膜，和（或）远处转移
ⅣA	肿瘤侵及膀胱和（或）直肠黏膜
ⅣB	肿瘤远处转移，包括腹腔内和（或）腹股沟淋巴结转移

二、入院诊治流程

1. 入院询问病史，完善病历资料。病史包括异常子宫出血、阴道排液、下腹疼痛、远处转移症状、腰骶部疼痛、家族史（Lynch 综合征相关癌症的家族史及个人史）。

进行体格检查：明确出血、排液来源，排除其他原因导致的出血或排液。评估子宫大小、活动度。触诊锁骨淋巴结，了解有无转移。

2. 医嘱。

（1）长期医嘱：

• 妇科护理常规

• 二级护理

• 普食/低盐饮食/糖尿病饮食（针对不同合并症）

• 碘伏擦洗会阴、阴道（阴道流血者不开）

• 记阴道流血量（阴道流血者查）

（2）临时医嘱：

• 妇科检查

• 一般专项护理

- 血常规
- 尿常规+沉渣定量
- 肝功
- 肾功
- 血糖
- 乙肝五项定量
- 输血三项
- 输血三项+表抗（快检）
- 血型（微柱法）
- 电解质全套
- 凝血
- D−二聚体
- 血型单抗（不规则抗体筛查）
- HCG
- 心电图
- 胸部 CT（可评估是否有远处转移）
- 肝、胆、胰、脾彩超
- 肿瘤标志物（CA125、HE4）
- 经阴道超声检查（TVS）：子宫大小、内膜厚度、肌层浸润情况，附件有无占位（门诊已做则不必查）
- 全腹+盆腔 MRI 组套（评估浸润深度和范围）
- HPV 分型及液基细胞学（已有结果不查、1 年内结果无异常者不查）

3. 待检查结果出来后制订下一步治疗方案。

4. 宫腔镜下行子宫内膜活检，入院时已经明确诊断者无需行宫腔镜手术。

（1）术前医嘱：

- 拟订于明日行××术

- 禁食
- 备皮
- 术前导尿
- 引导式教育训练
- 术前液体：500ml 林格氏液或 500ml 钠钾镁钙葡萄糖注射液
- 宫颈准备：间苯三酚，80mg，iv，备注术前用
- 膨宫液体：NS，3000ml（需要用单极电极时选用甘露醇 3000ml）
- 病理活检（住院）：术中组织送检

（2）术后医嘱：

- ××术后护理
- 妇科低频脉冲治疗，qd
- 疼痛综合评估，1 次，临时医嘱
- 术后常规第 2 天查血常规、电解质

（3）手术相关并发症：

①子宫的损伤、子宫穿孔：必要时进行修补手术。

②水中毒：需要抢救、利尿等处理。

③出血：必要时输血。

④术后感染：必要时使用抗生素，甚至需要手术治疗。

⑤病灶漏刮：有再次手术可能。

5. 全面分期手术：

（1）无生育要求者，首选全面分期手术，对于病变局限于子宫的Ⅰ、Ⅱ期患者，可行全子宫切除术＋双附件切除术±盆腔和腹主动脉旁淋巴结切除术，术中取腹腔冲洗液送细胞学检查。可选择前哨淋巴结活检结合病理学超分期替代淋巴结系统切除术。明确宫颈间质受累者，可行以全子宫切除或广泛全子宫切除为基础的分期手术。

（2）手术相关并发症：

①术后可能发生盆底器官功能障碍，如阴道前后壁膨出、膀胱膨出等，必要时需要进行手术修补。

②可能发生迟发性肠瘘、尿瘘、大小便功能障碍，有再次手术可能。

③淋巴结切除后可能发生淋巴结囊肿、双下肢术中水肿，可用弹力袜等保守治疗，如保守治疗无效，则需要手术治疗。

④手术过程中需要游离双侧输尿管，分离膀胱、直肠，可能损伤输尿管、膀胱、直肠，必要时需要进行修补术，甚至切除、吻合造瘘等。

⑤术中损伤神经可能出现下肢、臀部麻痹，甚至活动受限，必要时需要接受康复理疗甚至手术治疗。

⑥术后保留导尿管时间长，可能出现尿路感染、尿潴留，甚至有终身导尿可能（长期并发症可能造成肾损害），需要进行相应的抗感染和恢复治疗。

⑦切除卵巢后，可能更年期潮热、盗汗、烦躁、失眠等，以及心脑血管疾病、骨质疏松等疾病发生风险增高，需要雌激素替代治疗以及补充钙剂。

⑧麻醉意外、出血、感染，需输血、及时抢救。

⑨气体栓塞、皮下气肿、高碳酸血症、电灼伤、迟发性电损伤、周围器官损伤，需要接受相应的辅助治疗。

⑩血栓形成：预防性使用低分子肝素。

（3）术前医嘱：

• 拟订于明日在全麻下行××术

• 禁饮食

• 备皮

• 嘱托：1次术区标记

- 口服复方聚乙二醇电解质散，清洁灌肠
- 导尿一次（留置导尿管），由术者术前于手术室导尿
- 术前半小时预防性使用注射用头孢唑林钠 2g 或注射用头孢呋辛 1.5g 加 NS 250ml（手术超过 3 小时加用）
- 甲硝唑片，0.2g，tid，3 天（术前 3 天）
- 交叉配血
- 备悬浮红细胞

（4）术后医嘱：

- 全麻术后护理常规
- 一般专项护理，PICC 护理常规
- 一般专项护理，CVC 护理常规
- 一级护理
- 流质饮食
- 保留导尿管
- 留置引流管引流
- 隔日更换引流袋
- 一般专项护理，记 24 小时出入量
- 一般专项护理，会阴擦洗，bid
- 术后如无出血倾向，给予低分子肝素（依诺肝素），0.4ml，qd，皮下注射（从术后 24 小时开始）
- 下肢气压治疗
- 临时医嘱：心电监护、血氧饱和度监测

（5）术后第 1~9 天：参考卵巢癌住院管理相关内容。

6. 要求保留生育功能的患者。

（1）满足保留生育功能的条件：

①诊断性刮宫病理学检查结果为分化好的内膜样癌。

②增强 MRI 发现病变局限于子宫内膜，影像学证实无其他转移灶。

③没有内分泌药物或妊娠的禁忌证。

④患者有强烈的保留生育功能的愿望，对子宫内膜癌保留生育功能治疗所存在的风险充分知情同意。治疗前需要由生殖医学专家进行生育能力相关评估，且确认未怀孕。

⑤子宫内膜癌组织需行错配修复系统蛋白（MMR 蛋白）或微卫星不稳定性（MSI）检测。以下情况应进行遗传咨询和进一步胚系基因检测：存在 MMR 蛋白异常或 MSI（排除 MLH-1 启动子甲基化）；MMR 表达正常或 MSS，或未行 MMR 筛查，但有子宫内膜癌和（或）结直肠癌家族史。

（2）治疗原则：

①治疗前需要由生殖医学专家进行生育能力相关评估，且确认未怀孕。子宫内膜癌组织需行 MMR 蛋白或 MSI 检测。

②进行体重管理和生活方式指导，治疗期间，每 3～6 个月进行 1 次子宫内膜病理学检查评估，可采用诊断性刮宫或宫腔镜下采用以孕激素为基础的连续治疗，可口服醋酸甲地孕酮（MPA）、醋酸甲羟孕酮（MA），持续使用 6 个月 MPA 250～600mg/d 或 MA 160～480mg/d，或使用左炔诺孕酮子宫内装置。

③宫内膜活检，推荐使用宫腔镜检查评估子宫内膜。治疗6～12 个月后，子宫内膜病理学检查评估证实完全缓解者，鼓励妊娠。如暂时无生育要求，应予以孕激素保护子宫内膜。完全缓解患者也应严密随访，每 6 个月进行 1 次子宫内膜活检。如果激素治疗期间病情进展，或治疗 6～12 个月子宫内膜癌持续存在，建议手术治疗（全子宫＋双侧输卵管切除±卵巢切除±淋巴结切除）。根据患者年龄及基因检测结果，评估决定是否保留卵巢和是否需要后续治疗。

7. 出院后随访。

①在治疗结束后的 3 年内，应每 3～6 个月复查 1 次，之后每半年 1 次，5 年后每年 1 次。

②随访内容。

③询问症状：有无阴道出血、血尿、血便、食欲减退、体重减轻、疼痛、咳嗽、呼吸困难、下肢水肿或腹胀等。

④体格检查：每次复查时应特别注意进行全身浅表淋巴结检查和妇科检查。

⑤对无症状患者，不推荐常规进行阴道细胞学检查，特别是短期内接受过近距离阴道放疗后的患者。

⑥CA125、HE4 检测。

⑦影像学检查：可选择 B 超（腹部、盆部）、增强 CT（胸部、腹部、盆部）或 MRI 检查，必要时行全身 PET-CT 检查。

第十一章　妇科肿瘤的化疗总论

一、化疗的定义

肿瘤化疗是指采用药物等治疗恶性肿瘤的手段，一般采用静脉给药，也可通过口服、肌肉、动脉、胸腹腔以及鞘内等途径给药。狭义的化疗主要指细胞毒性药物治疗，广义的化疗还包括靶向药物治疗、内分泌治疗、生物治疗以及基因治疗等。

二、化疗的分类及目的

1. 根治化疗：采用单独化疗或者以化疗为主的方案就

可能治愈肿瘤，主要针对白血病、淋巴瘤、睾丸癌、绒癌等。

2. 姑息化疗：化疗的目的仅在于延长生存时间、改善生活质量，主要针对已发生远处转移的实体肿瘤。

3. 辅助化疗：在完全切除肿瘤后给予化疗，目的在于减少复发、延长生存时间，主要针对肺癌、乳腺癌、结直肠癌、卵巢癌、宫颈癌等。

4. 新辅助化疗：在局部根治治疗（手术或放疗）前给予的化疗，目的在于保留重要器官、提高局控率或手术完整切除率，主要针对卵巢癌、宫颈癌、乳腺癌、非小细胞肺癌、头颈部鳞癌、胃癌等，对于阴道癌、外阴癌，为了争取手术的机会或减小手术范围也可采取新辅助化疗。

5. 同步放化疗：指在放疗同时给予化疗，目的在于提高放疗效果、改善局控率、减少远处复发，甚至延长生存时间，主要针对宫颈癌、头颈部鳞癌、食管癌、膀胱癌、直肠癌以及肛管癌等。

6. 局部化疗：通过动脉、胸腹腔、鞘内给予化疗，目的在于在局部造成药物高浓度，直接杀伤肿瘤细胞，并且可以克服静脉化疗无法通过的生理屏障，主要针对肝癌或肝转移癌、恶性胸腹水、脑膜转移等。

三、联合化疗的原则及优点

1. 联合化疗的原则：

（1）单个药物具有抗肿瘤效果。

（2）应该选用具有不同毒性或者作用在不同脏器的药物，尽量避免药物毒性的累加效应。

（3）在保证药物最大剂量强度的同时，应该设置合理的化疗间歇期以保证正常组织的恢复。

（4）随意地降低药物剂量可能会损害联合化疗方案的效果。

2. 联合化疗的优点：

（1）提供最大的抗肿瘤效果，同时保证机体能够耐受每个药物的最大剂量。

（2）可以最大限度发挥不同药物之间的协同作用。

（3）可在一定程度上防止肿瘤细胞耐药。

四、化疗的适应证

1. 对化疗极度敏感的实体肿瘤（如绒癌、侵袭性葡萄胎、卵巢生殖细胞肿瘤等）。

2. 先期化疗或新辅助化疗能提高手术质量（如宫颈癌、卵巢癌、阴道癌、外阴癌等）。

3. 卵巢癌、子宫内膜癌、子宫肉瘤的术后辅助化疗能推迟或减少复发，提高生存率。

4. 宫颈癌。

5. 需特殊给药途径行局部化疗的肿瘤（如针对滋养细胞肿瘤的鞘内注射，针对恶性肿瘤引起的胸腹水、肝转移的动脉插管化疗等）。

五、化疗的禁忌证

1. 恶病质。

2. 体力状态（PS）评分≤3 分，卡氏功能状态（KPS）评分<70 分。

3. 活动性感染或出血。

4. 重要脏器的严重功能异常，如心肺功能不全。

5. 完全性肠梗阻。

6. 血象以及肝、肾功能不符合化疗的要求。

7. 没有控制的精神疾病。

8. 妊娠或哺乳妇女（注：妊娠前 3 个月和哺乳期禁用，妊娠后期应与患者及家属充分沟通后决定是否化疗）。

注：由肿瘤负荷本身所致的器官功能异常，需根据临床情况加以判断。

六、化疗前的评估

1. 病史和体格检查。

2. 系统回顾，尤其注意肾脏、肝脏、心脏方面的疾病。

3. 既往病史，尤其是化疗史，药物的种类、累积的剂量、毒性反应等。

4. 实验室检查：

（1）全血细胞计数及分类。

（2）血型＋Rh 因子。

（3）肝功全项：胆红素、谷丙氨酸氨基转移酶、碱性磷酸酶、血清白蛋白。

（4）肾功全项：血清肌酐、尿素氮、电解质。

（5）凝血功能检测：PT、APTT，开始第一疗程前需要查，以后不用常规检查。

（6）尿常规或 24 小时尿蛋白定量：对于使用铂类药物的患者十分重要。

（7）肿瘤标志物：CA125、SCCA、甲胎蛋白（AFP）、β-HCG、癌胚抗原（CEA）等。

5. 影像学检查：病灶所在部位的影像学检查推荐 X 线、CT 或 MRI，其具有重复性好的优势。

（1）胸部 X 线：对于有肺部转移的患者很重要，是化疗效果评价的依据。

（2）CT 或 MRI：通过检查明确病灶，是化疗效果评价的依据。

（3）PET-CT：对有些患者通过常规的影像学检查不能发现病灶，只能通过这种方法来评价疗效。

6. 心电图检查：使用紫杉醇、多西他赛者均应该检查。

7. 超声心动图检查：接受蒽环类药物的患者应该定期检查，明确左心室射血分数（LVEF）情况，在使用过程中随访和比较。

8. 肺功的检查：使用博来霉素或平阳霉素者应检查。

七、化疗间期的监测

1. 血常规检查每周 2 次，必要时可以增加频率。

2. 尿常规或 24 小时尿肌酐检查，每次化疗前复查，必要时可以增加频率。

3. 血清学肿瘤标志物测定，每次化疗前复查，必要时可以增加频率。

4. 肝功、肾功检查，每次化疗前复查，必要时可以增加频率。

5. 影像学检查（超声、CT 或 MRI），依具体疾病个体化，一般情况下，B 超每次化疗前需要检查，CT 或 MRI 需要每次化疗开始前和化疗完全结束后各检查一次，或中间为了评价疗效必要时可每 3 个疗程进行一次。

6. 心电图每次化疗前复查一次。

八、化疗患者出院注意事项

1. 需要充分告知化疗后可能导致的不良反应，比如骨髓抑制（白细胞减少）、口腔溃疡、腹泻、恶心、呕吐、肝肾功能损伤、皮疹等。如果情况较严重，随时门诊或者急诊就诊。

2. 出院时预约下次门诊时间、具体门诊医生，必要时留医生电话或者微信，方便患者联系。

九、化疗药物剂量调整原则

1. 剂量调整幅度一般为 20%～25%，通常不能超过 30%。

2. 应该根据上一疗程的毒性反应决定下一疗程的化疗剂量。

3. 血液学毒性减量原则：出现 IV 度骨髓抑制或发热性粒细胞减少，或者发生 IV 度的血小板减少。

4. 非血液学毒性减量原则：出现 III 度以上的非血液学毒性反应（恶心、呕吐、脱发除外）。

注：毒性分级参照世界卫生组织（WHO）及化疗药物毒副反应分级标准（NCI-CTCAE），应根据具体用药进行剂量调整。

十、化疗中的合并用药

1. 止吐药：抗肿瘤药物所致呕吐主要取决于所使用药物的催吐潜能。一般可将抗肿瘤药物分为高度、中度、低度和轻微 4 个催吐风险等级，其分别是指如不予以预防处理，呕吐发生率为>90%、30%～90%、10%～30%和<10%。

（1）推荐使用 5－羟色胺受体（5-HT3）拮抗剂，化疗可使 5－羟色胺从消化道的嗜铬细胞中释放出来，与消化道黏膜迷走神经末梢的 5－羟色胺受体结合，进而刺激呕吐中枢，引起呕吐，昂丹司琼推荐剂量为第 1 天口服 16～24mg或静脉注射 8～16mg；第 2～3 天 8mg（bid），或 16mg（qd）口服，或 8～16mg 静脉注射。解救性治疗推荐剂量为 16mg口服或静脉注射，每天 1 次。

（2）对于反射性呕吐，推荐联合应用镇静剂。

（3）使用高致吐药物，比如顺铂时，推荐联合应用糖皮质激素。

（4）对于迟发性呕吐，可以考虑使用多巴胺抑制剂，比如胃复安（胃复安的推荐剂量是每天 10～40mg，口服或静脉注射，或必要时每 4～6 小时 1 次，应用 3～4 天）、多潘立酮等。

2. 重组人粒细胞集落刺激因子（G-CSF）：

（1）具有明显的量效关系，对于严重的粒细胞缺乏患者，特别是伴有发热的患者，应该加大剂量。

（2）应该避免在化疗前以及化疗后 24 小时内用药，最好间隔 48 小时应用。

（3）对于有条件的患者，当中性粒细胞升高至5000/m³（白细胞计数 10000/m³）以上时停药。

（4）对于特别强调剂量强度的化疗方案（如多西他赛＋环磷酰胺方案），应该进行预防性用药。

3. 促红细胞生成素（EPO）：

（1）本品是刺激红细胞生成的一种糖蛋白，有与内源性 EPO 相同的生物活性，能促进和调节骨髓红细胞的生成。

（2）主要针对化疗引起的贫血。

（3）推荐在血红蛋白小于 10g/dL 时开始用药，用药后血红蛋白不超过 12g/dL。

（4）推荐剂量：$150\mu g/kg$，1 周 3 次（tiw）；或 $4000\mu g$，1 周 1 次（qw），必要时可以提高剂量。

4. 抗生素：

（1）发热性粒细胞缺乏（FN）定义为口腔温度 >38.3℃（腋温>38.1℃）或 2 小时内连续 2 次测量口腔温度>38.0℃（腋温>37.8℃），且中性粒细胞绝对值<0.5×10^9/L，或预计将<0.5×10^9/L。对于 FN 患者可以使用广

谱的三代头孢菌素等抗生素。

（2）对于使用铂类药物的患者，应该尽量避免使用氨基糖苷类抗生素。

（3）抗生素使用应维持 5～7 天，并根据细菌培养以及药敏试验结果调整用药。

第十二章　妇科肿瘤化疗
常见不良反应的处理

一、化疗后骨髓抑制的处理

化疗是妇科恶性肿瘤的主要治疗手段之一，骨髓抑制是其常见而重要的不良反应。骨髓抑制不仅会延缓化疗的疗效，还能引起贫血、感染和出血等并发症。有时患者不会很快死于肿瘤本身，却可能因严重骨髓抑制丧命。不同抗癌药物引起的血象变化规律基本相似，但下降程度不同。接受过放疗的患者更易发生骨髓抑制。

1. 骨髓抑制的规律：一般认为，粒细胞的减少通常开始于化疗停药后 1 周，至停药 10～14 天达到最低点，在低水平维持 2～3 天后缓慢回升，至 21～28 天恢复正常。血小板降低比粒细胞降低出现稍晚，在停药后 2 周左右下降到最低值，其下降迅速，在谷底停留较短时间即迅速回升。红细胞下降出现的时间更晚。

2. 白细胞减少的处理：

1）如果白细胞下降未达到Ⅲ度骨髓抑制，不需要处理，仅需严密观察即可。

当出现白细胞Ⅲ度骨髓抑制时，需要使用 G-CSF。这种 G-CSF 的应用叫作治疗性应用。对于那些前次化疗出现严重骨髓抑制者（通常指的是Ⅳ度骨髓抑制者），为了保证化疗的正常进行，需要在再次化疗结束后 3～4 天再开始使用 G-CSF，这种应用叫作预防性应用。

（1）G-CSF 治疗性应用：通常建议 5～7μg/（kg·d），皮下注射。根据骨髓储备的情况反应不同，如果骨髓储备较好，通常在使用 3 天内白细胞可能会出现一个高值，这个高值通常表明骨髓储备较好，是骨髓内储存白细胞的释放引起的。当然这个高值很快会下降，一周后会出现第二个高值，这个高值才是骨髓增生引起的，也代表可以停药（具体停药指标为两次白细胞总数或中性粒细胞绝对值超过 10×10^9/L）。

（2）G-CSF 预防性应用：①化疗后次日或化疗后 3～4 天开始使用 G-CSF；②5μg/kg（根据机构规定的体重限制，取整至最接近药瓶规格），皮下或静脉注射，1 次/天；③持续用药，直至中性粒细胞绝对值从最低点恢复至正常或接近正常水平（中性粒细胞绝对值回升至 2.0×10^9/L 以上时）。

目前，G-CSF 治疗相关的主要不良反应为轻、中度骨痛，发生率为 10%～30%。对乙酰氨基酚和非甾体抗炎药是预防和治疗成人 G-CSF 相关性骨痛的一线药物，此外也可以选择抗组胺药和阿片类镇痛药，若疼痛难以缓解则考虑降低 G-CSF 的使用剂量。

2）出现Ⅳ度骨髓抑制时，无论是否伴有发热，均需要预防性应用抗生素。但是Ⅲ度患者通常不需要预防性应用抗生素，除非伴有发热。通常选用广谱的抗生素，如三代头孢菌素，根据药敏试验结果随时调整用药。对于使用顺铂化疗的患者，尽量避免使用氨基糖苷类药物。

3. 贫血的处理：

（1）可给予口服补铁药，加强营养。

（2）必要时可以考虑给予 EPO。一般建议在血红蛋白低于 10g/dL 时应用，血红蛋白达到 12g/dL 时停药。

（3）对于严重的贫血可采用输血、输注铁剂等治疗。

4. 血小板减少的处理：化疗所致血小板减少症（CIT）是指抗肿瘤化疗药物对骨髓产生抑制作用，尤其是对巨核系细胞产生抑制作用，导致外周血中血小板计数低于正常值的一种常见的肿瘤治疗并发症，是临床上常见的血液学毒性反应。

（1）血小板下降是化疗中令人头痛的问题，是致使化疗延期的主要原因。

（2）通常Ⅰ度和Ⅱ度的血小板下降不需要特殊处理，常不对患者的生命构成任何威胁。

（3）而Ⅲ度和Ⅳ度的血小板下降则需要积极处理，包括输注血小板和给予促血小板生长因子。

一般认为对Ⅲ度伴有出血倾向和Ⅳ度的血小板下降（无论是否伴有出血倾向），均应该间断输注血小板（通常首次 2U，随后隔日 1U），尽量使血小板数达到安全范围（超过 $50000/mm^2$）。对于Ⅲ度以上的血小板下降除了输注血小板，还需嘱患者减少活动，避免跌倒或磕碰，禁止刷牙，改为漱口水漱口。避免进食坚硬食物，改为软食。对于化疗期间出现了Ⅳ度血小板下降的患者，使用人血小板生成素（TPO）和白细胞介素－11，应在血小板计数 $<75 \times 10^9$/L 时应用 TPO，可于化疗结束后 6～24 小时皮下注射，剂量为 300U/（kg·d），1 次/天，连续应用 14 天。白细胞介素－11 的用药方法：推荐剂量为 25～50μg/kg，皮下注射，1 次/天，至少连用 7～10 天，至化疗抑制作用消失且血小板计数 $\geqslant 100 \times 10^9$/L，或至血小板较用药前升高 50×10^9/L 以上时停药。如果通过以上方法还不能安全渡过化疗期，唯一可采用的方法就

是更换化疗方案。

二、化疗后恶心和呕吐的处理

常用止吐方法如下。

（1）5-羟色胺受体拮抗剂：这类药物可抑制肠蠕动，长期应用要注意便秘的发生。联合糖皮质激素（如地塞米松或甲泼尼龙）可以提高止吐效果。

（2）格拉司琼：清除半衰期为 9 小时，化疗前 30 分钟予以 3mg，对恶心和呕吐的预防作用较为显著，其作用在用药的第 1 天最强，以后 1 周左右仍然还有作用。根据美国 FDA 相关资料，对于强致吐剂和中度致吐剂应用 $10\mu g/kg$ 即可达到较好的止吐效果。一般一天用一次即可。此药应用比较安全，过量后（如达到或超过 40mg）一般不会有过多不适。

（3）地西泮（安定，10mg）和甲氧氯普胺（灭吐灵，10mg）加入 100ml NS 中，静脉滴注，简称"安+灭"，常规于晚上 9 点给予，有良好的睡眠、镇静、止吐作用。必要时可 6 小时后重复。

（4）1/3 量冬眠合剂一号肌内注射是强有力的镇吐手段，必要时可 6 小时后重复。冬眠合剂一号为哌替啶（杜冷丁）33.3mg（2/3 支），氯丙嗪（冬眠灵）16.7mg（2/3 支），异丙嗪（非那根）16.7mg（1/3 支）。

一般在化疗前 30 分钟开始使用止吐药物，在已经应用 5-羟色胺受体拮抗剂和"安+灭"情况下仍有明显恶心者可在出现呕吐前应用 1/3 量冬眠合剂一号肌内注射。一旦已经出现严重呕吐，就难以再有效止吐。对于呕吐极其严重的患者，可以将以上三种止吐方案联合应用，应用的剂量应该足量并且在化疗前 30 分钟应用，这样药物才可以和受体充分结合，达到好的止吐效果。

呕吐严重者应注意出入量及电解质平衡，保证足够液体、电解质和能量的摄入。

三、化疗后口腔溃疡的处理

（1）用药 5～6 天后开始出现，至停药 1 周左右，逐渐愈合。

（2）抗代谢类药物所致的溃疡多发于唇颊黏膜。严重者可累及咽部、食管、肛门，少数可累及阴道口及尿道口。

（3）春雷霉素（KSM）所致的溃疡多在舌边及舌根，溃疡深、疼痛重。

（4）常用的化疗药物中，氨甲蝶呤（MTX）、KSM、蒽环类药物引起的口腔溃疡较多且重，5-氟尿嘧啶（5-FU）、依托泊苷（VP-16）次之。

（5）应用高压消毒水冲洗、清洁口腔后，用过氧化氢漱口，并用口腔溃疡散，每日 1～3 次。

四、化疗后腹痛、腹泻、便血的处理

（1）多见于应用 5-FU 的患者，其次为 MTX 应用患者，少数为紫杉醇类化疗药物应用患者，而应用 KSM 的患者较少出现腹痛、腹泻或便血。

（2）发现腹泻，及时送大便普通细菌培养和厌氧培养，并追踪动态的大便涂片检查结果。

（3）根据涂片结果选用抗生素。

（4）在未出化验结果前，先予以乳酶生 3g，整肠生 0.5g，每日 3 次，口服。

（5）若高度怀疑假膜性肠炎，则可用万古霉素口服，每次 0.25g，每日 3 次。

五、化疗后假膜性肠炎的处理

1. 临床表现：

（1）化疗或长期应用广谱抗生素后及大手术（尤其是肠道手术）后大便次数增加。

（2）大便性状改变：软便、稀便、蛋花汤样便、海水样便。

（3）腹胀，严重时有腹膜刺激征，伴发热。

（4）肠鸣音亢进、减少，肠麻痹、梗阻，巨结肠。

2. 诊断：

（1）大便涂片：找艰难梭状芽孢杆菌（G^+ 杆菌）。

（2）涂片变化：G^- 杆菌减少，G^+ 球菌及 G^+ 杆菌增加，故涂片以 G^+ 杆菌为主。

（3）大便厌氧培养和普通培养：连续 3 次培养。

（4）毒素结合试验：检测葡萄球菌 A 毒素。

3. 处理：停用有关抗生素，同时采取如下医嘱：

• 乳酶生 0.39g，tid，或整肠生 50mg，tid

• 酸奶

• 万古霉素 0.25g，tid。若用去甲万古霉素，则为 0.2g，tid

• 甲硝唑（口服或静脉）：口服 0.2～0.6g，tid；静脉 0.915g＋5％GS 100ml，bid

• 严重时恢复肠道菌群

• 补液、维持酸碱及水、电解质平衡

• 尽量避免使用止泻药

六、化疗后肝功能损害（药物性肝炎）的处理

（1）化疗一周后，取血查肝功能，若异常应给予治疗。

口服联苯双酯，每次 5～10 粒，每日 3 次。或使用复方甘草酸苷（美能）注射液。

（2）一周后再复查肝功能，正常者停用保肝药物，但联苯双酯不能直接停用，应递减用量。

（3）化疗前有肝炎病史或 HBsAg 阳性者，联苯双酯服用时间适当延长。

七、化疗后神经毒性的处理

（1）紫杉醇类、长春新碱（VCR）及顺铂等化疗药物可引起末梢神经炎。

（2）早期表现为手足麻木，进一步发展为感觉丧失、持物不稳。严重者可导致足底本体感觉丧失，无法行走。

（3）可予以营养神经药物：维生素 B 和维生素 B_{12} 肌内注射，甲钴胺（弥可保）肌内注射（住院期间），甲钴胺口服（出院期间）。

八、化疗后肺毒性的处理

（1）肺毒性主要由博来霉素或平阳霉素引起。

（2）每次化疗前后均须认真核对博来霉素和平阳霉素总量。

（3）博来霉素的累积剂量达到 400mg 时，肺纤维化急剧加重，应该避免超过这个剂量（美国 FDA 推荐）。

（4）注意肺功能的变化，尤其是弥散功能的变化。如果弥散功能不正常，核对有无贫血，如果有贫血应予以校正。如果校正后仍不正常，停用平阳霉素和博来霉素。

（5）化疗间期，如果患者活动后有憋气的现象，应该及时来医院检查肺功能。

九、化疗后其他毒性的处理

（1）顺铂对肾的损害：肌酐＞1mg，不得用药或需停药；24 小时尿肌酐清除率＜60，应慎用。化疗当天的尿量应≥2500ml，停化疗后应至少水化 1～2 天。

（2）阿霉素对心脏的损害：如心电图异常则不能使用。其终身剂量为 400mg/m^2，如渗透到皮下可造成局部坏死。

第三篇　计划生育

第一章　宫内节育器

一、宫内节育器（IUD）放置

（一）适应证

1. 育龄妇女自愿要求放置 IUD 且无禁忌证。

2. 要求紧急避孕并愿意继续以 IUD 避孕，且无禁忌证者。

（二）禁忌证

1. 绝对禁忌证：

(1) 妊娠或可疑妊娠者。

(2) 生殖器官炎症，如阴道炎、急性或亚急性宫颈炎、急慢性盆腔炎、性传播感染等，未经治疗或未治愈者。

(3) 3 个月以内有月经频发、月经过多［左炔诺孕酮宫内缓释系统（LNG-IUS）引起者除外］或不规则阴道出血者。

(4) 宫颈内口过松、重度撕裂（固定式 IUD 放置者除外）或重度狭窄者。

(5) 子宫脱垂Ⅱ度以上者。

(6) 生殖器官畸形，如子宫纵隔、双角子宫、双子宫者。

(7) 子宫腔深度<5.5cm 或>9cm 者（人工流产时、正常阴道分娩及剖宫产后除外）。

(8) 人工流产后子宫收缩不良、出血多，有妊娠组织物残留或感染可能者。

(9) 阴道分娩时或剖宫产时胎盘娩出后存在潜在感染或出血可能者。

(10) 合并各种较严重的全身急、慢性疾病者。

(11) 伴有铜或相关药物过敏史者。

2. 相对禁忌证：

(1) 产后 42 天后，如恶露未净或会阴伤口未愈者，应暂缓放置。

(2) 葡萄胎史未满 2 年者慎用。

(3) 严重痛经者慎用（使用 LNG-IUS 及含吲哚美辛 IUD 者除外）。

(4) 生殖器官肿瘤，如子宫肌瘤、卵巢肿瘤者等慎用。

(5) 中度贫血，血红蛋白（Hb）<90g/L 者慎用（使用 LNG-IUS 者除外）。

(6) 有异位妊娠史者慎用。

（三）放置时机

1. 非孕期，月经期第 3 天起至月经干净后 7 天内均可放置。带铜 IUD 选择月经干净后 3~7 天放置，LNG-IUS 多选择月经期放置。月经干净后应禁房事。

2. 月经延期或哺乳期闭经者，应在排除妊娠后放置。

3. 人工流产负压吸宫术和钳刮术后、中期妊娠引产后 24 小时内行清宫术后可即时放置。早孕期药物流产当天胎囊排出后立即清宫后亦可即时放置。

4. 自然流产正常转经后、药物流产恢复 2 次正常月经后择期放置。

5. 剖宫产或阴道正常分娩胎盘娩出后即时放置。

6. 产后 42 天恶露已净、子宫恢复正常者，根据会阴伤口和剖宫产瘢痕愈合情况择期放置。

7. 带铜 IUD 用于紧急避孕，不受月经周期时间限制，需在无保护性交后 5 天内放置。

另外，根据美国疾病控制与预防中心产后避孕的医学标准、英国国立健康与临床优化研究所的长效可逆避孕（LARC）指南及世界卫生组织医学选用标准和计划生育服务提供者手册，IUD 放置时间均可在产后 4 周以后（包括剖宫产）。

（四）IUD 的选择

目前市面上的 IUD：TCu-220、TCu-220C、TCu-380A、VCu-200、MLCu-375、宫形铜－300、吉妮环－330、爱母环－115、LNG -IUS、含吲哚美辛宫药铜 200、含吲哚美辛元宫药铜 220/365。

（五）术前准备

1. 术前检查：尿 HCG、血常规、血型（微柱法）、乙肝表面抗原、丙肝抗体、梅毒及艾滋病抗体检验，阴道分泌物检查，子宫、附件、盆腔、阴道彩超，心电图检查。

2. 询问病史和月经史，特别要了解高危情况，如哺乳、多次人流史、近期人工流产或剖宫产史、长期服用避孕药物史等。

3. 做体格检查，妇科检查。

4. 做好术前咨询，详细介绍该避孕方法的特点，例如：不同类 IUD 预计的使用期限，放置操作和实际使用中可能发生的手术风险和常见的不良反应以及随访的重要性等。患者知情并签署手术知情同意书。

5. 测量血压、脉搏、体温，术前 24 小时内 2 次体温测量超过 37.5℃ 者暂不放置。

6. 患者术前排空膀胱。

7. 检查手术包和 IUD 的有效灭菌日期。

（六）手术步骤

1. 手术必须在手术室进行。术者应穿手术衣裤，戴帽子、口罩，常规刷手后戴无菌手套。

2. 患者取膀胱截石位，常规消毒外阴及阴道。

3. 常规铺垫消毒治疗巾、套腿套、铺孔巾。

4. 妇科检查子宫大小、位置，倾屈度及附件情况后，更换无菌手套。

5. 应用窥阴器扩张阴道，暴露阴道和宫颈，拭净阴道内黏液。

6. 消毒阴道（包括阴道穹窿部）及宫颈。宫颈钳钳夹宫颈前唇或后唇。拭净黏液后，消毒宫颈管。

7. 子宫探针沿子宫腔走向探测宫腔深度。遇有剖宫产史、宫颈管异常或手术史者，应探查宫颈管长度。

8. 根据宫颈口的松紧和选用 IUD 的种类与型号大小，决定是否扩张宫颈口。

9. 撕开选用的 IUD 外包装袋，取出 IUD。有尾丝者测量尾丝总长度。将准备放置的 IUD 告知患者，并示以实物。

10. 缓缓牵拉宫颈，适当矫正子宫轴线。

11. 置入 IUD 时参照相应产品说明书操作。

12. 取下宫颈钳，拭净血液，撤出窥阴器，手术完毕。

（七）注意事项

1. 严格无菌操作，在放置 IUD 的过程中，避免进入宫腔的器械和 IUD 等与阴道壁接触。

2. 如使用消毒液浸泡的 IUD，应用 NS 或注射用水冲洗。

3. 遇宫颈较紧或使用须扩张宫颈口的 IUD 时，均须扩张宫颈口。

4. 放置时如感到 IUD 未放至宫腔底部，应取出重放。

5. 放置环形 IUD 时，放环叉应避开 IUD 的接头。

6. 手术过程中，如遇大量出血、器械落空感、宫腔深度异常、患者突感下腹疼痛等，应立即停止操作，进一步查明原因，采取相应措施。

7. 操作应轻柔，避免心脑综合征、子宫损伤等并发症发生。

8. 对于具有高危因素的患者，如顺产后和剖宫产后、哺乳等患者，应由高年资及有经验的、具有熟练技能的术者操作，以避免并发症发生。

（八）术后处置

1. 填写 IUD 放置术病历，见图 4。

姓名_____ 门诊号_____ 日期_____年_____月_____日
单位_____ 家庭住址_____ 邮编_____ 电话_____
主诉_____ 孕/产次_____/_____
末次妊娠终止日期_____年_____月_____日
末次妊娠结局_____ 哺乳：否/是（_____个月）
引（流）产史：次数_____ 末次妊娠终止时间_____
　　　　　　终止方式_____
月经史：经期/周期_____/_____
　　　　经量：多/中/少　痛经：无/轻/重
　　　　末次月经_____年_____月_____日
避孕史_____ 既往史_____ 药物过敏史_____
体格检查：血压_____/_____mmHg　脉搏_____次/分
　　　　　心_____　肺_____
妇科检查：外阴_____　阴道_____　宫颈_____
　　　　　子宫大小_____周　附件_____
辅助检查：血常规_____　乙肝/艾滋病/梅毒_____
阴道分泌物检查：滴虫_____　念珠菌_____　清洁度_____
超声检查_____　心电图_____　其他_____
诊断_____

　　　　　　　　　　　　　　　　　　检查者_____

放置日期_____年_____月_____日　体温_____℃
放置日期：月经净后第_____天　行经期第_____天
　　　　阴道分娩时　剖宫产时　产后第_____天（恶露净/
未净）　人流吸宫术后/钳刮术后/中期引产清宫术后
/其他_____
术时情况：子宫_____位　宫腔深度_____cm
扩宫口未扩/扩：从_____号扩至_____号
手术顺利/困难/特殊情况记录_____
IUD：种类_____　使用年限_____年
　　　大小_____号　尾丝无/有（留丝_____cm）
　　襻状尾丝_____
术后随访时间_____年_____月_____日
术后注意事项_____

　　　　　　　　　　　　　　　　　　手术者_____

图4　IUD放置术病历

2. 告知患者注意事项:

（1）术后常规建议休息 2 天。

（2）1 周内避免过重的体力劳动和过多的下蹲动作。

（3）2 周内不宜性交和盆浴，保持外阴清洁。

（4）放置后可能有少量阴道出血及下腹不适感，均为正常现象，如出血多、腹痛、发热、白带异常等，应及时就诊。

（5）放置 IUD 后 3~6 个月，在经期（尤其是经量增多时）及大便后，应注意 IUD 是否脱出。

（6）放置带尾丝 IUD 者，经期不使用阴道用卫生用品。

（7）告知放置 IUD 的种类及建议使用年限、随访时间，放置术后第 1、3、6 次月经后随访，之后如无异常则应每年随访 1 次。

（九）随访

倾听主诉和了解月经情况，酌情行妇科检查。针对 IUD 定位，常用超声波检查，亦可结合放射检查。如有异常，给予相应处理。

二、宫内节育器取出

（一）适应证

1. 因不良反应或并发症须取出者。

2. 带器妊娠（包括带器宫内妊娠或异位妊娠）者。

3. 要求改用其他避孕方法，或到期须更换者。

4. 绝经过渡期月经紊乱者，或已闭经 6 个月以上者。

5. 阴道异常出血者。

6. 计划妊娠、不需要继续避孕者。

（二）禁忌证

1. 全身情况不佳无法适应手术，或处于疾病急性期暂不适宜手术，待好转后择期进行。

2. 并发生殖道炎症时，应在抗感染治疗后再实施 IUD 取出；情况严重者亦可在积极抗感染的同时取出 IUD。

（三）取出时机

1. 月经干净后 7 天内为宜，禁房事。

2. 如因子宫异常出血而须取出，则随时可取，并酌情同时做诊断性刮宫，刮出物应送病理检查。术前、术后预防性应用抗生素。

3. 更换 IUD 者，可在取出 IUD 后立即另换一个新 IUD，或于取出后待正常转经后再放置。

4. 因带器早期妊娠，应在行人工流产术同时取出 IUD，可根据 IUD 所在部位，先行取器后进行负压吸引术或钳刮术，或先行负压吸引或钳刮术后再取器。带器中、晚期妊娠应在胎儿、胎盘娩出时检查 IUD 是否随之排出，如未排出，可在超声导视下清宫同时试取，或在流产后 3 个月再取，或转经后再取。

5. 带器异位妊娠，应在术中或术后出院前取出 IUD。并发内出血、失血性休克者可在下次转经后取出。

6. 绝经后取环，根据绝经时间、子宫及宫颈萎缩情况估计取器困难者，术前应进行宫颈准备，改善宫颈条件后再取 IUD。

（四）术前准备

1. 术前检查：尿 HCG、血常规、血型（微柱法）、乙肝表面抗原、丙肝抗体、梅毒及艾滋病抗体检验，阴道分泌物检查，子宫、附件、盆腔、阴道彩超，心电图检查。

2. 术前咨询，了解取器原因以及健康状况。患者知情并签署手术知情同意书。

3. 取器前，应了解 IUD 种类（包括活性金属部分的完整性）及位置。

4. 常规测量体温、脉搏、血压等，进行妇科检查。

5. 术前排空膀胱（术中需超声监测者除外）。

（五）手术步骤

手术必须在手术室进行。

1. 无尾丝 IUD 手术步骤：

（1）～（8）同 IUD 放置手术步骤 1～8。

（9）使用探针探查宫腔深度，同时轻轻探查 IUD 在宫腔内的位置。

（10）根据宫颈口状况和所放置 IUD 的种类，酌情扩张宫颈口。

（11）用取出器（取环钩或取环钳）钩住 IUD 的下缘或钳夹 IUD 的任何部位轻轻拉出，如遇困难，须扩张宫颈口，切勿强拉，以免损伤宫壁。

（12）必要时将带出的子宫内膜送病理检查。

（13）环形 IUD 部分嵌顿肌壁内，可牵拉金属环丝，见环结后剪断取出，以减少残留发生。同时核查金属螺旋结构内塑料支架或铜段等。

（14）如 IUD 嵌顿、断裂、残留，可在超声导视下利用取器钳、小号胎盘钳或无齿卵圆钳取出，亦可在宫腔镜下取出。

（15）IUD 异位于子宫外者，应在腹腔镜下或实施开腹手术取出。

2. 有尾丝 IUD 手术步骤：

（1）～（8）同 IUD 放置手术步骤 1～8。

（9）使用卵圆钳在近宫颈外口处夹住尾丝，轻轻向外牵拉取出 IUD。

（10）如尾丝断裂，按无尾丝 IUD 取出法取出。

（11）T 形节育器横臂、纵臂嵌顿宫颈管，造成取出困难时，可酌情扩张宫颈口，用取器钳、小号胎盘钳或无齿卵圆钳夹住 T 形节育器纵臂略向上推，然后旋转牵拉。

凡取出时 IUD 呈拉丝状或断裂，应核对是否完整。取出的 IUD 应展示给患者并告知。

（六）术后处置

1. 填写 IUD 取出术病历（图 5）。

2. 告知患者注意事项：

（1）一般术后休息 1 天。

（2）术后 2 周内禁止性交及盆浴。

（3）需要继续避孕者，应尽快落实高效避孕措施。

（七）注意事项

1. 绝经时间较长者或估计取出操作有一定困难者，应在有条件的医疗保健机构实施手术操作。应酌情在术前行宫颈准备，改善宫颈条件后再取 IUD。

2. 取器失败或 IUD 断裂、残留患者，建议住院以实施再次取出手术。

姓名_____ 年龄_____岁 职业_____

门诊（病例）号_____ 日期_____年_____月_____日

单位或家庭住址（邮编）_____ 联系电话_____

主诉_____

月经史：经期/周期_____ /_____

经量：多/中/少 痛经：无/轻/重

末次月经_____年_____月_____日

孕/产次_____ /_____

末次妊娠终止日期_____年_____月_____日

末次妊娠结局_____ 哺乳：否/是（_____个月）

引（流产）史：次数_____ 末次妊娠终止时间_____

终止方式_____

避孕史：IUD放置年限_____ 既往史_____ 药物过敏史_____

体格检查：血压_____ /_____mmHg 脉搏_____次/分

心_____ 肺_____

妇科检查：外阴_____ 阴道_____ 宫颈_____

子宫大小_____周 附件_____

辅助检查：血常规_____ 乙肝/艾滋病/梅毒_____

阴道分泌物检查：滴虫_____ 念珠菌_____ 清洁度_____

IUD定位及类型：超声检查_____ 放射影像检查_____

诊断_____

检查者_____

取器日期_____年_____月_____日 取器原因_____

体温_____℃

术前/术中用药_____

术时情况：子宫_____位 大小_____周 宫腔深度_____cm

术前_____cm 术后_____cm

扩宫口未扩/扩：从_____号扩至_____号

刮宫无/有：病理检查未送/已送

手术顺利/困难（详述）_____ 出血无/有_____cm

特殊情况_____

取出IUD种类 _____IUD

正常/异常：嵌顿/散开/断裂/下移/残留/其他_____

术后处置_____

手术者_____

图5 IUD取出术病历

三、宫内节育器不良反应及手术并发症

（一）不良反应

使用 IUD 避孕，不良反应中常见的为月经异常、疼痛、腰酸、阴道分泌物增多等。

1. 月经异常。

1）临床表现：

（1）月经异常表现为月经量过多或过少、流血时间延长、点滴或不规则阴道出血，而月经周期较少改变。

（2）含铜 IUD 放置后 6～12 个月，常可伴有经血量的增加，一般比放置前增加 40%～50%。一般在 2 年内好转，少数持续 4～5 年逐渐接近正常。

（3）放置 LNG-IUS 可使经血量减少。使用早期点滴阴道出血常见，少数闭经。

2）治疗原则及方案：

（1）放置 LNG-IUS 后：常见的点滴阴道出血和少见的闭经无需治疗。点滴阴道出血多为间断发生，随着使用时间的延长，其发生的概率降低。一般在取出 LNG-IUS 后月经即可恢复。

（2）放置含铜 IUD 后：出现月经过多时，可在经前期开始预防用药或经量多时用药至出血量明显减少。经期延长时，常于经前期预防性用药。可选用以下药物：

①抗纤溶药物：如氨甲环酸，口服片剂，2～4 次/天，≤4.5g/d；或注射液每次 0.2g，2 次/天，im。静脉用药，0.75～2.00g/d，静脉注射液以 5%GS 稀释，静脉滴注液以 5%～10%GS 稀释。

②酚磺丁胺（止血敏）：每次 1g，3 次/天，连服 10 天；或注射液每次 0.5mg，2～3 次/天，im 或 iv。

③前列腺素合成酶抑制剂（消化道溃疡者慎用）：如吲哚美辛（消炎痛），每次 25～50mg，3～4 次/天，口服。

④其他止血药物：如云南白药、宫血宁、葆宫止血等均有一定疗效。

⑤甾体激素：复方短效口服避孕药周期治疗，可减少经期出血量、经期延长或经前出血的发生。

⑥抗生素：由于放置术为上行性操作，同时可能存在轻度损伤及放置后的组织反应，或因长期出血使宫颈口开放，破坏了正常宫颈的保护屏障，易于诱发感染。因此，在止血的同时宜应用抗生素预防感染。

（3）对长期放置后出现异常出血者，应考虑 IUD 的位置下移、部分嵌顿、感染或 IUD 质量变化等，若经保守治疗无效则应取出 IUD，同时进行诊断性刮宫，刮出物送病理检查。

（4）如出血多且难以控制或出现明显贫血，给予相应治疗同时应取出 IUD。

3）注意事项：

（1）正确选择 IUD：

①根据宫腔大小及形态，选择合适形态和大小的 IUD。

②月经量偏多者，可选择 LNG-IUS。

③使用含吲哚美辛的带铜 IUD 时可以在使用第一年减少一定的经量，亦可减少经期延长和点滴阴道出血的发生。

④严格掌握适应证及禁忌证，根据手术操作常规选择对象。

（2）把握放置技巧，稳、准、轻巧地把 IUD 放至正确位置。

（3）术前咨询，说明 IUD 可能引起的不良反应，增加耐受性。

2. 疼痛。

1）临床表现：

（1）早期疼痛：发生在放置 IUD 过程中和术后 10 天以内，多为生理性疼痛。IUD 进入宫腔使宫颈口的疼痛感受器受到机械性刺激、子宫体受到机械性和化学性（内膜释放的前列腺素）刺激，产生宫缩致痉挛样疼痛和宫底部的弥散性疼痛。患者也因精神紧张、痛阈低下而倍感疼痛。

（2）延迟性疼痛：指疼痛持续 10 天以上。如 IUD 与子宫大小、形态不适合，可对子宫产生明显的机械性刺激，使前列腺素的合成和释放持续增加，致子宫收缩延续，可引起钝痛。延迟性疼痛一般提示 IUD 与子宫不匹配。疼痛时间持续愈长，可能说明 IUD 与子宫的一致性愈差。

（3）晚期疼痛：指放置 IUD 后、早期或延迟性疼痛缓解后 4 周以上出现的疼痛。多数为病理性，应进一步查明原因。应重点排除感染或异位妊娠，尚需考虑 IUD 变形、嵌顿、下移、粘连等。

（4）性交痛：常由 IUD 过大、子宫和 IUD 不匹配或 IUD 下移引起，也可因带尾丝 IUD 的尾丝过硬、过短或过长（末端露于宫颈口），性交时可刺激男方龟头引起疼痛。

2）治疗原则：

（1）保守治疗：给予小剂量抗前列腺素合成药物治疗，如甲灭酸、吲哚美辛等。

（2）取出 IUD：如放置 IUD 后持续疼痛，经药物治疗无效时可取出。根据具体情况调整 IUD 类型或改用其他避孕措施。

（3）可改换 LNG-IUS，其疼痛发生率低。亦可放置固定式带铜节育器，因无支架，减少了机械性压迫，疼痛也可减轻。

（4）性交痛者，须检查尾丝位置和长度，短而硬的尾丝或无法改变尾丝方向者，宜取出 IUD 或剪去外露的尾丝。

3）注意事项：

（1）放置前对 IUD 使用者进行咨询和指导，讲解放置的过程，以减轻放置早期的疼痛。

（2）手术操作轻柔，防止损伤。

（3）选择种类、形态大小合适的 IUD，减少对子宫壁的刺激。

（4）放置前预防性用药，如用 1% 利多卡因溶液进行宫颈局部注射，能使绝大多数患者的疼痛缓解。

3. 阴道分泌物增多：IUD 在宫腔内刺激子宫内膜，引起无菌性炎症，可使子宫液分泌增加。有尾丝者尾丝刺激宫颈管上皮，也可能引起宫颈物分泌增加，一般经数月，组织适应后方能逐渐减少，多数不需治疗。

4. 过敏：目前常用的带铜 IUD 的金属铜多以铜丝、铜套或铜块形式存在，在宫腔、宫颈、输卵管液中有较高铜离子浓度。近年来常有个案报道，放置带铜 IUD 后患者出现与其他过敏原致敏者相似的临床症状。多数出现皮疹、全身瘙痒，个别出现心慌、腹痛等。如临床上怀疑铜过敏应及时取出 IUD，并给予抗过敏治疗。有临床个案报道，放置带铜 IUD 后引起速发性严重过敏反应，病情类似青霉素引起的过敏性休克，抢救休克同时立即取出带铜 IUD，病情才可以快速得到控制。

（二）手术并发症

1. 子宫穿孔：放置或取出 IUD 时，其子宫穿孔发生率低，为 0.04%～0.29%，但其为手术并发症中较严重的一种，任何进宫腔操作的器械均可能引起子宫穿孔。子宫穿孔的发生与子宫本身存在高危因素（哺乳期、绝经后子宫、子宫过度倾屈、子宫肌瘤、子宫手术史、未诊断的子宫畸形、多次人工流产史或近期人工流产史等），术者技术不熟练，术前未查清子宫位置和大小，未按常规操作及操作粗暴有关。

1）临床表现：

（1）疼痛：多数患者在手术过程中突然感到剧痛、撕裂样疼痛，但也有少数疼痛不剧，偶见无痛感者。有的患者在术时疼痛不明显，但在术后因出血或感染而出现持续性隐痛、钝痛或胀痛。腹部检查可有肌紧张、压痛、反跳痛。

（2）出血：出血量根据子宫穿孔的部位、有无损伤血管而定，可表现为内出血或外出血。一般内出血量超过1000ml时，腹部可出现移动性浊音。如损伤大血管，可出现休克，如未及时处理，后果严重。

（3）器械落空感：穿孔时多数术者会有器械落空感，用探针探查宫腔深度时，常超过子宫应有深度或超过原探查的深度。用取环钩时，有时取环钩难以退出。

（4）取环钩穿孔合并其他脏器损伤时，可钩出肠管、大网膜组织等，患者可伴剧痛和腹膜刺激症状。诊断应无困难。

2）治疗原则：

（1）发现或疑有子宫穿孔，须立即停止手术操作。

（2）保守治疗：若手术中发生单纯子宫穿孔，如探针或小号宫颈扩张器的穿孔，未放入 IUD、无出血症状及腹膜刺激症状，患者一般情况良好，应严密观察血压、脉搏、体温、腹部压痛、腹膜刺激征、阴道流血等，一般观察 5～7 天。同时应用抗生素及宫缩剂预防感染和出血。

（3）腹腔镜治疗：在放、取 IUD 时并发单纯子宫穿孔，穿孔面积比较小，而 IUD 已放到子宫外（进入盆腹腔），可在腹腔镜下明确诊断并取出 IUD，同时穿孔处可在腹腔镜下电凝止血。

（4）开腹探查：如无腹腔镜条件或穿孔较大，特别是取环钩穿孔、症状严重者，或因穿孔进行保守治疗过程中发现腹痛加重、体温升高、腹膜刺激征加重、出现休克等，应及时开腹探查。

（5）子宫穿孔如合并脏器损伤，应立即行开腹手术，视损伤程度进行子宫修补或切除子宫、修补损伤的脏器等。

2. 术时出血。

1）临床表现：

（1）出血量：放、取 IUD，术后 24 小时内出血量超过 100ml，或有子宫穿孔并发症时出现腹腔内出血，或术后少量流血，于数天后出血量增加超过 100ml。

（2）组织损伤：多见于 24 小时内出血，如宫颈管损伤、子宫穿孔、宫壁损伤等。

（3）感染：多见于放置后数天再出血。多数因局部内膜受压迫坏死、感染所致。以哺乳期放置多见，也见于人工流产同时放置 IUD 者［可因妊娠组织物残留和（或）感染引起］。

2）治疗原则：

（1）手术当时出血者：首先用止血药及宫缩剂。出血多者，需补足血容量。疑有子宫损伤时，不可行诊断性刮宫，必要时行腹腔镜检查协助诊断。病情严重者，必要时行开腹探查。损伤严重、出血不止者，需行手术修补或子宫切除术。

（2）放置数天后出血者：首先给予止血、抗感染等治疗。无效者应及时取出 IUD，或同时行诊断性刮宫，并用宫缩剂止血。刮出物送病理检查。

（3）人工流产同时放置 IUD 后出血者：应考虑妊娠组织物残留的可能，如超声检查见宫内异常回声应进行清宫手术，清除宫腔残留组织，同时取出 IUD，术后应用抗生素。

3. 心脑综合征：发生率极低，多发生在放、取 IUD 术时或术后数小时内。临床表现为面色苍白、头晕、气短，甚至呕吐、大汗淋漓，出现血压下降、心动过缓、心律失常。严重者可发生昏厥、抽搐等心脑综合征。其原因可能是患者过度紧张、宫口过紧、操作困难、多次进出宫腔、术者操作粗暴等。

症状明显者，立即吸氧、静脉缓注或皮下注射阿托品 0.5mg，如经上述处理后症状持续，需取出 IUD。术前、术时肌内注射阿托品 0.5mg 可能有预防效果。

4. 术后感染。

1）临床表现：

（1）术后出现腰酸，下腹疼痛，出血，阴道分泌物混浊伴有臭味，体温升高等征象。

（2）严重感染时，子宫增大、附件增厚压痛，盆腔感染时可伴炎性包块。导致败血症或脓毒血症时，可出现全身中毒症状。

（3）白细胞增高，中性粒细胞数量异常增高，CRP 增高。

（4）术前无生殖器官炎症，术后一周内发生子宫内膜炎、输卵管炎、输卵管卵巢脓肿、盆腔腹膜炎及有并发症的盆腔腹膜炎。

2）治疗原则：

（1）放置 IUD 后一旦出现感染，应积极抗感染治疗。感染控制后及时取出 IUD。

（2）严重感染时，需行宫颈分泌物培养及药敏试验，选用敏感抗生素治疗。控制感染同时应取出 IUD，并继续用抗生素及全身支持治疗至痊愈。

（3）发生盆腔脓肿时，先用药物治疗，如无效则应手术引流。

（4）有慢性炎症时，应在抗生素控制感染后取出 IUD，同时可配合应用理疗或中药治疗。

第二章　人工终止妊娠

人工终止妊娠（又称：人工流产）是指采用手术、药物或两者结合的人工方法终止妊娠。临床上主要应用于：

1. 避孕失败等所致的非意愿妊娠，作为避孕失败的一种补救措施。

2. 医学原因不宜继续妊娠，例如：合并或并发某种疾病（包括遗传性疾病等），围产保健、产前筛查及产前诊断示胎儿发育异常（包括胎儿畸形）等，作为治疗性流产方法。

临床上需要根据不同的孕期、适应证等选用不同的终止妊娠方法。

（1）终止早期妊娠的人工流产方法包括：手术流产（负压吸宫术和钳刮术）和药物流产。

（2）终止中期妊娠的人工流产方法包括：依沙吖啶羊膜腔内注射引产、米非司酮配伍前列腺素引产、水囊引产及剖宫取胎。

一、负压吸宫术

（一）适应证

1. 妊娠在 10 周以内、自愿要求终止妊娠且无禁忌证者。

2. 因某种疾病（包括遗传性疾病）不宜继续妊娠者。

（二）禁忌证

1. 各种疾病的急性阶段者。

2. 生殖器官炎症未经治疗者。

3. 全身健康状况不良，不能耐受手术者。

4. 术前两次（间隔 4 小时）测量体温均为 37.5℃以上者，暂缓手术。

（三）术前准备

1. 术前检查：血常规，尿或血 HCG 检查，阴道分泌物、尿常规+沉渣定量，输血三项+表抗（快检），凝血检查，血型（微柱法），心电图检查，子宫附件、盆腔、阴道彩超（超声检查除明确胎囊大小，要注意着床位置，包括与剖宫产瘢痕的关系）。

2. 术前咨询，解除思想顾虑。说明负压吸宫术风险，患者签署手术知情同意书。

3. 详细询问病史及避孕史，特别注意高危情况。如：年龄<20 岁或≥50 岁，反复人流史，剖宫产后 6 个月，哺乳期，生殖器官畸形或并发盆腔肿瘤，子宫极度倾屈，子宫穿孔史及子宫肌瘤剔除史，宫颈手术史，带器妊娠以及内外科合并症等。

4. 测量血压和体温，做心肺检查、妇科检查，注意子宫异常倾屈。

5. 根据病史和体检结果进行相关检查。

（四）手术步骤

1. 术者穿手术用衣裤，戴帽子、口罩。常规刷手并戴无菌袖套及手套，整理手术器械。

2. 患者排空膀胱，取膀胱截石位。常规冲洗外阴及阴道，垫治疗巾、套腿套、铺孔巾。

3. 核查子宫位置、大小、倾屈度及附件情况，更换无菌手套。

4. 放置窥阴器扩开阴道，暴露宫颈，碘伏消毒宫颈、阴道穹窿及宫颈管后，用宫颈钳钳夹宫颈前唇或后唇。

5. 探针依子宫方向探测宫腔深度及子宫位置。

6. 使用宫颈扩张器轻轻扩张宫口（扩大程度比所用吸管大 0.5～1.0 号）。如宫颈内口扩张困难，应避免强行扩张，可使用润滑剂。

7. 根据孕周及宫腔深度选择吸管及负压，一般选择 5～8 号的吸管，负压一般为 400～500mmHg。

8. 负压吸引操作：

（1）用连接管将吸管与术前准备好的负压装置连接，检查负压。

（2）依子宫方向将吸管缓慢送入宫腔，达宫腔底部后退大约 1cm，寻找胚胎着床处。

（3）开放负压 400～500mmHg，将吸管顺时针或逆时针转动，并上下移动，吸到胚囊所在部位时吸管常有振动并感到有组织物流向吸管，有子宫收缩感和宫壁粗糙感时，可折叠并捏住连接管阻断负压，撤出吸管（注意不要带负压进出宫颈口）。再将负压降低到 200～300mmHg，按上述方法在宫腔内吸引 1～2 圈，取出吸管。如组织物卡在宫颈口，可用卵圆钳将组织物取出。

9. 必要时可用小刮匙轻轻地搔刮宫底及两侧宫角，检查是否已吸干净。

10. 用探针测量术后宫腔深度。

11. 用纱布拭净阴道，除去宫颈钳，取出窥阴器。如需放置 IUD，可按常规操作。

12. 手术结束前，将吸出物过滤，核查吸出胎囊大小、是否完整，绒毛组织性状，是否有胚胎及其大小，并测量出血及组织物的容量。

（五）术后处置

1. 填写负压吸宫术病历及手术记录（图6）。

2. 患者在观察室休息 0.5～1.0 小时，注意阴道出血及一般情况，无异常方可离去。

3. 给予促进子宫恢复的药物。

4. 告知患者术后注意事项。

（1）术后休息 2 周。

（2）2 周内或阴道出血未净前禁止盆浴，保持外阴清洁。

（3）1 个月内禁止性交。

（4）指导避孕方法。

（5）如有阴道大量出血、发热、腹痛等异常情况，随时就诊。一般术后 7～10 天应随诊，做随访记录，必要时再次复查。

姓名_____　年龄_____　职业_____　门诊号_____

日期_____年_____月_____日

单位/家庭住址_____　电话_____

孕/产次_____/_____

末次妊娠终止日期_____年_____月_____日

末次妊娠结局_____　哺乳：否/是（_____个月）

月经史：经期/周期_____/_____

　　　　　经量：多/中/少　痛经：无/轻/重

　　　　　末次月经_____年_____月_____日

避孕史_____　既往史_____　药物过敏史_____

体格检查：血压_____/_____mmHg　脉搏_____次/分

　　　　　体温_____℃　心_____　肺_____

妇科检查：外阴_____　阴道_____　宫颈_____

　　　　　子宫位置：前/中/后　屈曲大小_____周

　　　　　质地：软/中/硬/不均　压痛：无/有

　　　　　附件_____

辅助检查：血常规_____　尿妊娠试验_____性

阴道分泌物检查：滴虫_____　念珠菌_____　清洁度_____

超声检查_____　胚囊大小_____mm

乙肝_____　艾滋病_____　梅毒_____　丙肝_____

心电图_____　其他_____

诊断_____

处置_____

　　　　　　　　　　　　　　　　　　　　检查者_____

手术日期_____年_____月_____日　体温_____℃

术前处置

子宫_____位　子宫大小_____

宫腔深度：术前_____cm　术后_____cm

扩宫口未扩/扩：从_____号扩至_____号

吸管号_____　负压_____mmHg

刮宫：无/有

胚囊：无/有/完整/破碎　胚胎大小_____cm

胎芽_____cm　胎儿对合：完整/不完整

手术：顺利/困难（详述）

出血量_____ml　病理检查：是/否　术中用药_____

术中特殊情况_____

术中取/放置 IUD：型号_____ 规格_____ 其他_____
术后处理
告知术后禁性交及盆浴
休假_____天
随访日期_____
避孕选择：IUD/复方短效口服避孕药/体外排精/男用避孕套/
　　　　其他_____
特殊处置_____
　　　　　　　　　　　　　　　　　　　手术者_____

图6　负压吸宫术、钳刮术病历及手术记录

（六）注意事项

1. 供人工流产专用的电动吸引器必须设有安全阀和负压储备装置，不得直接使用一般的电动吸引器，以防发生意外。

2. 如吸引负压较大，吸管将宫壁吸住，应解除负压（打开吸管的通气孔或将吸管与所连接的负压管分离），也可应用装有减压装置的吸引器。

3. 吸引时先吸孕卵着床部位，可减少出血。

4. 带器妊娠者，应在术前应用超声或放射检查明确IUD情况。人工流产时，如IUD取出困难，应进一步行定位诊断。

5. 子宫倾屈明显、子宫畸形、宫角妊娠时，可在超声监视下手术。

6. 人工流产时，若未吸出绒毛胚囊，应将吸出物送病理检查。动态观察血HCG变化及超声检查。应警惕异位妊娠、残角子宫妊娠及滋养细胞疾病。

7. 对高危妊娠孕妇，应在病历上标注高危标识。术前向患者及家属说明手术难度及可能发生的并发症。将该手术作为重点手术对待，由有经验的医生主持。

二、钳刮术

（一）适应证

1. 妊娠 10～14 周内自愿要求终止妊娠且无禁忌证者。

2. 因某些疾病（包括遗传性疾病）不宜继续妊娠者。

3. 其他流产方法失败者。

（二）禁忌证

同负压吸宫术。

（三）术前准备

1. 需收入院手术。

2. 术前部分准备同负压吸宫术术前准备。

3. 宫颈准备：

（1）机械扩张法：术前阴道擦洗上药 2～3 天。在术前 16～24 小时，将 1 根 16～18 号专用无菌带气囊导尿管放入宫腔内，留下部分用无菌纱布卷住，置于阴道后穹窿处。

（2）无药物禁忌证者可采用药物法准备宫颈（以下任选一种）：

①术前 2 小时口服或阴道后穹窿放置米索前列醇 200～400μg。

②术前 1～2 小时阴道后穹窿放置卡前列甲酯栓 0.5～1.0mg。

（四）手术步骤

步骤 1～7 与负压吸宫术步骤 1～7 相同。

8. 用 8 号吸管或卵圆钳进入宫腔，破羊膜，流尽羊水。

9. 取胎盘：

（1）卵圆钳沿子宫前壁或后壁逐渐滑入宫底。

（2）到达宫底后，退出 1cm，在前壁、后壁或侧壁寻找胎盘附着部位。

（3）夹住部分胎盘（幅度宜小），左右轻轻摇动，使胎盘逐渐剥离，以便完整地或大块地钳出胎盘。

10. 取胎体时，保持胎儿纵位为宜，避免胎儿骨骼伤及宫壁。如妊娠月份较大，也可先取胎体后取胎盘。

11. 钳出胎头后才能使用宫缩剂。

12. 保留取出的胎块，手术结束时核对胎儿及附属物是否完整。

13. 用中号刮匙或 6～7 号吸管清理宫腔内残留组织，测量术后宫腔深度。

14. 观察宫腔有无活动出血和子宫收缩情况。

15. 用纱布拭净阴道，除去宫颈钳，取出窥阴器。

16. 填写手术记录。

（五）术后处置

填写钳刮术病历及手术记录（图 6），其余同负压吸宫术。术后休息按国家规定。

（六）注意事项

1. 凡进入宫腔的器械严禁触碰阴道壁，以防感染。

2. 胎儿骨骼通过宫颈管时不宜用暴力，钳出时以胎体纵轴为宜，以免损伤宫体和颈管组织。

3. 术毕，检查宫缩和出血情况，出血较多时给予宫缩剂。

4. 警惕羊水栓塞。

三、手术并发症

（一）人工流产术时出血

人工流产术时出血诊断依据孕周有所不同，妊娠 10 周内的出血量超过 200ml、妊娠 10～14 周的出血量超过 300ml

可诊断为人工流产术时出血。人工流产术时出血发生的原因：施术者未能迅速而完整地将妊娠组织清除，子宫收缩不良，子宫损伤，胚胎着床异常（子宫峡部妊娠和子宫瘢痕妊娠、宫颈妊娠等），凝血机制障碍等。

1. 临床表现：

（1）术中负压吸管吸出大量血液。

（2）术中自宫颈口有持续、大量活动性出血，甚至为喷射状出血。

（3）患者可出现头晕、心悸、面色苍白、出冷汗等症状，伴有心率增加、血压下降等失血性休克表现。

（4）人工流产术中阴道出血与体征不符时，要注意并发子宫损伤的可能，检查排除腹腔内出血或阔韧带血肿。

（5）活动性大量出血，应注意排除胚囊着床部位异常，如宫颈妊娠或剖宫产瘢痕妊娠。

2. 治疗原则：

（1）首先迅速清除宫腔内容物，出血常可即刻停止。

（2）促进子宫收缩。

①双合诊按摩子宫。

②缩宫素：宫颈局部注射或肌内注射，可以同时静脉滴注。

③前列腺素制剂：卡前列甲酯栓阴道直肠置入或米索前列醇舌下含服。

（3）子宫穿孔伴内出血、阔韧带血肿等则按子宫穿孔治疗原则处理，对宫颈裂伤应行宫颈裂伤缝合术。

（4）宫颈妊娠、子宫峡部妊娠、剖宫产瘢痕妊娠等导致人工流产术时急性大出血者，则按剖宫产瘢痕妊娠治疗原则处理。

（5）因凝血机制障碍而发生术时大出血，除及时请内科医生配合诊治外，术前还应做好防治出血的预案，术中及时鉴别和处理。

（6）大出血时立即开放静脉，配、备血，动态监测血流动力学和凝血功能的改变，进入抢救程序。

（7）应用抗生素预防感染。

（二）人工流产综合征

行人工流产负压吸宫术、钳刮术时，由于子宫，尤其是宫颈受到局部刺激，迷走神经反射性兴奋，引起一系列症状，称为人工流产综合征。

1. 临床表现：

（1）患者有头晕、胸闷、恶心、呕吐、面色苍白、出冷汗等症状。

（2）严重者可出现一过性意识丧失、晕厥、抽搐。

（3）心动过缓、心律不齐，甚至发生心搏骤停。

（4）血压下降到 90/60mmHg 以下或收缩压比术前下降 30mmHg 以上、舒张压比术前下降 15mmHg 以上。

（5）心率下降到 60 次/分以下，或比术前下降 20 次/分以上，并伴有以上临床症状。

（6）心电图检查可发现心动过缓、窦性心律不齐、房室交界性逸搏、房室传导阻滞、窦性期前收缩等。

2. 治疗原则：一旦发生人工流产综合征，立即停止手术，及时处理：

（1）患者取平卧位，必要时开放静脉。

（2）吸氧。

（3）严密观察血压、脉搏变化，心电监护。

（4）静脉注射或皮下注射阿托品 0.5～1.0mg。

（5）必要时静脉推注 50%GS 60～100ml，亦可开放静脉给予补液。

（6）病情严重或经上述处理无效时应请内科医生会诊协同处理。

（7）加强术前宣教，消除患者对手术的恐惧心理，必要时术前口服巴比妥类制剂、止痛剂有预防作用。

（8）对孕周大或估计术中扩张宫颈有困难者，术前给予扩张宫颈药物。术中局部给予表面麻醉或宫颈阻滞麻醉有预防作用。

（三）人工流产不全

人工流产不全是负压吸宫术及钳刮术较常见的并发症，可引起术后持续或大量阴道出血，有时伴有阴道组织物排出，常需再次清宫。人工流产不全常见于子宫过度倾屈、子宫肌瘤和子宫腺肌病等引起宫腔变形或子宫畸形，使得手术器械无法到达整个宫腔；操作者技术不够熟练或检查子宫方向不准确，以致手术器械未到宫底；绒毛蜕膜有粘连；宫角妊娠等。

1. 临床表现：

（1）术后阴道出血持续时间长，量或多或少，有时阴道有组织物排出。

（2）可伴有下腹坠痛、腰酸、低热，用抗生素及宫缩剂无效。

（3）妇科检查发现子宫体增大、柔软，宫颈口松弛或堵有组织物。

（4）人工流产术后血 HCG 下降缓慢。

（5）彩超检查宫腔内有异常强回声并伴有血流，提示组织物残留。

（6）再次清宫术，刮出物病理检查见绒毛组织。

2. 治疗原则：

（1）阴道出血不多时，先给予抗生素 2～3 天后再行钳刮术，也可以用米非司酮、米索前列醇等保守治疗。

（2）阴道出血量多时，应即刻行钳刮术，根据患者一般情况决定是否给予输液或输血。术后常规给予抗生素及宫缩剂。

（3）人工流产不全合并感染时，应给予抗生素控制感染后再行钳刮术。阴道出血量多伴有感染时，在给予抗生素控制感染的同时将大块残留组织轻轻夹出。对个别出血多且感染严重者宜考虑行子宫切除术。

（四）宫颈、宫腔粘连

宫颈、宫腔粘连的临床表现为术后闭经或月经量显著减少，可伴有周期性下腹痛和子宫增大、宫腔积血。需及时诊断，及时治疗。

1. 临床表现：

（1）人工流产术后阴道出血量少，甚至无出血。

（2）宫颈粘连者表现继发闭经，妊娠试验阴性。临床及实验室检测提示卵巢功能正常。周期性腹痛或黄体酮停药后出现下腹疼痛，肛门坠胀，持续数天后症状自行缓解。严重者可有下腹部压痛。妇科检查宫颈举痛、后穹窿部触痛明显、子宫正常或稍大、子宫体及附件有压痛。超声检查提示宫腔积血。腹痛发作时，探针探查宫颈管时常由于粘连感到阻力，按宫腔方向稍稍分离可进入宫腔，随即有暗红色陈旧血液流出即可明确诊断，同时腹痛症状可明显缓解。

（3）宫腔粘连者表现继发闭经或月经量明显减少，往往不伴有周期性腹痛，应用孕激素后无撤退性出血，也无明显临床症状，测定卵巢功能正常，超声检查可见内膜影像回声不均、毛糙甚至中断等，子宫碘油造影显示宫腔狭窄、充盈缺损或不显影。宫腔镜检查可直接观察到粘连的部位及程度。

（4）宫颈、宫腔粘连者可出现急腹症、附件包块，后穹窿穿刺可抽出不凝血液，需要与异位妊娠鉴别。

2. 治疗原则：对宫腔粘连应根据其粘连的程度和部位不同拟订详细的、切实可行的治疗方案，目的是改善症状和生殖功能。处理原则为分离粘连，防治感染，预防再次粘连，促进子宫内膜修复。

（1）临床表现典型或高度怀疑本症时应行宫腔探查术，既可明确诊断，也可以分解粘连、缓解症状。手术困难时可在超声引导下用宫腔镜分解粘连。

（2）为防止再次粘连，可于术后在宫腔内放置带尾丝的IUD或球囊，雌、孕激素周期治疗 3 个月左右。

（五）人工流产漏吸（人工流产失败）

人工流产漏吸是指宫内妊娠，在人工流产手术中未吸到胎囊，只吸到部分蜕膜组织或极少量绒毛组织，胚胎受到干扰而停止发育或胚胎未受到干扰仍继续发育，需再次终止妊娠。

1. 临床表现：

（1）人工流产术后患者仍有妊娠反应。

（2）人工流产术后无阴道出血或仅有少量阴道出血。

（3）术后妇科检查子宫较术前增大，子宫大小与术前末次月经后停经天数相符或维持在术前孕周大小，尿妊娠试验阳性。

（4）超声检查提示宫内妊娠，胎囊及胚胎大小与术前末次月经后停经天数相符或显示胚胎停止发育。

2. 治疗原则：了解漏吸原因，针对原因制订进一步终止妊娠的方案。

（1）发现人工流产漏吸时若宫内妊娠为 10 周内，可由有经验的医生行负压吸宫术。

（2）发现人工流产漏吸时若宫内妊娠为 10 周以上，则应住院行钳夹术或中期妊娠引产术。

（3）因子宫畸形、子宫过度倾屈或宫角妊娠致人工流产漏吸时，可由有经验的医生在超声监视下手术。

（4）对残角子宫妊娠应行腹腔镜手术探查，防止子宫破裂、内出血等不良后果。

（六）感染

人工流产术后感染多表现为急性子宫内膜炎，其次为输卵管炎、输卵管卵巢脓肿、盆腔腹膜炎，严重者可继发败血症、感染中毒性休克、弥散性血管内凝血等。

1. 临床表现：

（1）人工流产术后发热、下腹疼痛或阴道分泌物有异味。

（2）腹部检查下腹部有压痛、反跳痛，甚至有肌紧张。

（3）妇科检查宫颈有举痛、宫体有压痛或宫旁组织有压痛。有的可扪及附件包块或增厚。

（4）血常规检查白细胞总数增高伴中性粒细胞增高。

（5）宫颈分泌物培养有致病菌。

（6）病情严重伴有败血症者，甚至可以出现面色灰暗、四肢厥冷、血压下降等感染中毒性休克症状。

2. 治疗原则：

（1）抗感染治疗应用广谱抗生素或联合用药（针对 G^+ 球菌、G^- 杆菌、厌氧菌）。据宫颈分泌物培养、血液培养及药敏试验结果调整用药，选择有效的敏感抗生素治疗。感染严重者需静脉给药。

（2）合并流产不全者，在控制感染的同时行钳刮术，清除宫腔内残留的感染组织。

（3）伴有盆腔、腹腔脓肿，必要时手术引流或切开引流。

（七）子宫穿孔及脏器损伤

子宫穿孔是人工流产严重的并发症，如合并内出血、感染、脏器损伤而诊断不及时或处理不当，可危及生命。子宫穿孔分单纯性及复杂性子宫穿孔。后者指子宫损伤面积较大或多处损伤、肌壁间血肿，并发腹腔内出血、阔韧带血肿及脏器损伤等。

1. 临床表现：

（1）单纯性子宫穿孔常可无任何临床症状或仅有轻度下腹痛。施术者在手术操作中有落空感。手术器械进入宫腔深度超过原探测深度、手术器械探入深度与妊娠周数或妇科检查子宫大小不符，此时应警惕子宫穿孔。

（2）复杂性子宫穿孔可有以下临床表现：

①下腹部剧烈疼痛，疼痛部位较为明确。

②伴有腹腔内出血，检查腹部有压痛、反跳痛、肌紧张。

③内出血量多时，腹部叩诊移动性浊音阳性。

④有阔韧带血肿时，妇科检查发现子宫偏向一侧，另一侧可触及包块，局部压痛明显。

⑤有肠管损伤时，除腹痛外还有进行性腹胀，腹部叩诊可发现肝浊音界消失。

⑥可吸出或夹出异常组织，如脂肪组织、网膜组织、肠管组织、输卵管组织、卵巢组织等。

（3）超声检查提示子宫浆膜层缺损，盆、腹腔积液。

（4）开腹或腹腔镜下可直视子宫穿孔部位、损伤程度及内出血等情况。

2. 治疗原则：

（1）子宫穿孔可采用保守治疗，给予宫缩剂及抗生素。如宫腔内妊娠组织尚未吸出，建议术后保守治疗观察一周后由有经验的医生在超声引导下避开穿孔处再次操作，或先采用药物流产。

（2）复杂性子宫损伤应尽早进行腹腔镜或开腹探查术，术中根据子宫损伤部位、程度、有无感染等采取不同术式。如宫腔内容物未清除干净，可在腹腔镜指导下先行经阴道人工流产或清宫术，然后进行子宫修补术。

（3）子宫损伤严重、多处损伤、子宫侧壁损伤伴阔韧带血肿或合并严重感染，应行子宫切除术。

（4）开腹探查术中必须探查肠管、膀胱、附件、输尿管等有无损伤，以免漏诊而造成严重后果。

（5）发现脏器损伤及时修补。

（6）患者要求及子宫损伤程度决定是否同时行绝育术。

四、依沙吖啶羊膜腔内注射中期妊娠引产

依沙吖啶（又名利凡诺、雷弗奴尔）是一种强力杀菌剂，能引起离体和在体子宫肌肉的收缩。将 0.5%～1.0% 依沙吖啶 10ml（含依沙吖啶 50～100mg）注入羊膜腔内，可引起胎儿死亡，胎盘组织变性、坏死，诱发子宫收缩和宫颈软化、成熟、扩张，促使胎儿和附属物排出。

（一）适应证

1. 妊娠 14～27 周要求终止妊娠且无禁忌证者。

2. 因患某种疾病（包括遗传性疾病）不宜继续妊娠者。

3. 产前诊断胎儿畸形者。

（二）禁忌证

1. 绝对禁忌证：

（1）全身健康状况不良，不能耐受手术者。

（2）肾、肝疾病伴有肝、肾功能不全者。

（3）处于各种疾病的急性阶段者。

（4）有急性生殖道炎症或穿刺部位皮肤有感染者。

（5）凝血功能障碍或有出血倾向者。

（6）对依沙吖啶过敏者。

2. 相对禁忌证：

（1）中央型胎盘前置状态，根据月份的大小、临床表征、超声影像学检查等综合评估，对具有介入治疗（子宫动脉栓塞）设备、人员以及抢救条件者，可作为相对禁忌证。

（2）子宫体上有手术瘢痕、宫颈有陈旧性裂伤、宫颈有电灼术史、子宫发育不良者慎用。

（3）术前 24 小时内 2 次（间隔 4 小时）测量体温，均为 37.5℃以上者。

（三）术前准备

1. 必须住院引产。

2. 详细询问病史，进行体格检查和妇科检查。注意鉴别盆腔肿瘤、产道瘢痕及畸形等。

3. 辅助检查：血常规、凝血、肝功、肾功、尿常规＋沉渣定量、血糖、电解质全套、血型（微柱法）、输血三项＋表抗（快检）、血型单抗（不规则抗体筛查）、白带常规、心电图、肝胆胰脾肾（彩超）。

4. 超声检查：胎儿大小及胎位、胎盘定位、羊水量和穿刺点定位。如有剖宫产史，应了解胎盘与瘢痕的关系及瘢痕愈合情况。

5. 充分咨询，知情选择。告知患者和相关人员涉及的引产方式、用药方法、引产效果和可能存在的风险，并签署手术知情同意书。

（四）手术步骤

1. 术者穿手术用衣裤，戴帽子、口罩，常规刷手，带无菌手套。

2. 患者术前排空膀胱。

3. 患者取平卧位，腹部皮肤消毒，铺无菌孔巾。

4. 选择穿刺点：将子宫固定在下腹部正中，在子宫底2~3横指下方中线上（或中线两侧），选择囊性感最明显的部位，或根据超声引导选择羊水最大的平面为穿刺点，尽量避开胎盘附着处。

5. 羊膜腔穿刺：用 7 号芯的穿刺针，从选择好的穿刺点与子宫壁垂直刺入，一般通过 3 个阻力（即皮肤、肌鞘、子宫壁）后有落空感，即进入羊膜腔。当穿刺针进入羊膜腔后，拔出针芯即有羊水溢出。如见血液溢出，暂勿注药，调整穿刺部位、方向、重复穿刺，不得超过 2 次。

6. 注药：将装有 0.5%~1.0%依沙吖啶注射液 10ml（含依沙吖啶 50~100mg，依沙吖啶用量最多不得超过100mg）的注射器，与穿刺针相接，注药前先往注射器内抽少许羊水，药液与羊水混合后呈絮状，确认针头在羊膜腔内，然后注入药液。

7. 拔出穿刺针：注完注射液后，回抽少量羊水后再注入，以洗净注射器内的药液。然后，插入针芯再迅速拔针。针眼处盖无菌纱布 1 块，并压迫片刻，胶布固定。

8. 病程中依沙吖啶羊膜腔穿刺记录。

（五）术后处置

医务人员应观察不良反应、宫缩（频率和强度）、阴道出血情况并做详细记录。用药开始至流产结束，应按要求每天 4 次测量体温。

1. 羊膜腔穿刺用药后引产时间多数在 48 小时内，引产后 72 小时无规律宫缩定为引产失败。如第一次用药引产失败，需做第 2 次羊膜腔穿刺用药引产，至少在第一次用药

72 小时后方可再次用药，用药剂量仍为 50～100mg。两次引产均失败者，应采取其他方法终止妊娠。

2. 规律宫缩后，应严密监护孕妇及产程进展情况。胎儿娩出前应送入产房待产。

3. 外阴部应用消毒液消毒，臀部铺无菌巾。

4. 胎儿娩出后，如出血不多，可在严密观察下，等待胎盘自行娩出。如半小时胎盘尚未娩出，且出血不多，应肌内注射缩宫素 10U。如仍不娩出或流血增多，可进行钳刮术。

5. 胎盘娩出后，应仔细检查是否完整，如怀疑有残留，或肉眼检查完整，但阴道有活动性出血，应立即行清宫术。宫缩乏力出血者可肌内注射缩宫素 20U，也可在 250ml 5％ GS 或 NS 中加入缩宫素 20U 静脉滴入。

6. 流产后常规检查宫颈、阴道有无裂伤，如发现软产道裂伤，应及时缝合。

7. 引产后促进子宫收缩和回乳处置。

8. 告知患者注意事项：

（1）出院后 7～10 天门诊随诊及 1 月后常规随访。

（2）引产后休息 1 月，禁止性交及盆浴。

（3）出现阴道大量流血或淋漓不尽出血超过 2 周，或发热、寒战、腹痛等，应及时就诊。

（4）注意外阴清洁卫生。

（5）做好避孕咨询指导，落实高效避孕措施。

索　引

中文名称	英文名称
5-氟尿嘧啶	5-fluorocrail，5-FU
5-羟色胺受体	5-hydroxytryptamine-3 receptor，5-HT3
甲胎蛋白	alpha fetoprotein，AFP
美国妇产科医师学会	American College of Obstetricians and Gynecologists，ACOG
羊水指数	amniotic fluid index，AFI
抗缪勒管激素	anti-Müllerian hormone，AMH
细菌性阴道病	bacterial vaginosis，BV
体重指数	body mass index，BMI
C反应蛋白	C reactive protein，CRP
糖类抗原125	carbohydrate antigen 125，CA125
癌胚抗原	carcino-embryonic antigen，CEA
经锁骨下静脉或颈内静脉穿刺	central venous catheter，CVC
胆固醇	cholesterol，CHO
完全性前置胎盘	complete placenta previa
完全缓解	complete response，CR
计算机断层扫描	computed tomography，CT
顺铂	DDP

糖尿病酮症酸中毒	diabetic ketoacidosis
舒张期血流	diastolic blood flow
数字化摄影	digital radiography，DR
地诺前列酮栓	dinoprostone suppositories
子痫	eclampsia
电子胎心监护	electronic fetal heart monitoring
臀位外倒转术	external cephalic version，ECV
胎儿窘迫	fetal distress
胎儿生长受限	fetal growth restriction，FGR
妊娠期糖尿病	gestational diabetes mellitus，GDM
妊娠期高血压	gestational hypertension
葡萄糖氯化钠注射液	glucose physiological sodium chloride solution，GNS
葡萄糖溶液	glucose solution ，GS
重组人粒细胞集落刺激因子	granulocyte colony-stimulating factor，G-CSF
B 族链球菌	group B streptococcus，GBS
HELLP 综合征	hemolysis，elevated liver enzymes and low platelet count syndrome
丙型肝炎病毒	hepatitis C virus，HCV
高密度脂蛋白	high density lipoprotein，HDL
人绒毛膜促性腺激素	human chorionic gonadotropin，HCG
人附睾蛋白 4	human epididymis secretory protein 4，HE4
人类免疫缺陷病毒	human immunodeficiency virus，HIV

人乳头瘤病毒	human papilloma virus，HPV
国际妇产科联盟	International Federation of Gynecology and Obstetrics，FIGO
中间性肿瘤细胞减灭术	interval debulking surgery，IDS
妊娠期肝内胆汁淤积症	intrahepatic cholestasis of pregnancy，ICP
宫内节育器	intrauterine device，IUD
春雷霉素	kasugamycin，KSM
左心室射血分数	left ventricular ejection fraction，LVEF
左炔诺孕酮宫内缓释系统	levonorgestrel-releasing intrauterine system，LNG-IUS
长效可逆避孕	long-acting reversible contraceptives，LARC
低密度脂蛋白	low density lipoprotein，LDL
低置胎盘	low lying placenta
磁共振成像	magnetic resonance imaging，MRI
边缘性前置胎盘	marginal placenta previa
醋酸甲地孕酮	medroxy progesterone acetate，MPA
醋酸甲羟孕酮	megestrol acetate，MA
氨甲蝶呤	methotrexate，MTX
稽留流产	missed abortion
错配修复系统	mis-match repair，MMR
化疗药物毒副反应分级标准	National Cancer Institute Common Terminology Criteria for Adverse Events，NCI-CTCAE

鳞状细胞癌相关抗原	squamous cell carcinoma antigen，SCCA
疾病稳定	stable disease，SD
收缩期/舒张期	systolic phase/diastolic phase，S/D
先兆流产	threatened abortion
经阴道超声检查	transvaginal ultrasonography，TVS
梅毒螺旋体	treponema pallidum，TP
甘油三酯	triglyceride，TG
脐动脉	umbilical artery
长春新碱	vincristine，VCR
世界卫生组织	World Health Organization，WHO